DR. SABINE WEHNER-ZOTT FOTOS: FRANZ MORIN

Lichtstrahlen
für die Seele

Erste Schritte aus der Depression

Inhalt

Womit Sie sich zusätzlich helfen können: Hoffnungssätze zum Durchhalten

Anhang

Geleitwort

Die Depression ist eine Erkrankung, die den ganzen Menschen mitsamt seinem Körper, seinen Wahrnehmungen, seinen Gedanken und seinen Gefühlen ergreift. Wenn Sie, liebe Leserin, lieber Leser, eine Depression haben, kennen Sie die typischen Symptome: Sie leiden unter permanentem Grübeln, sind angespannt und können schlecht schlafen. Sie sind oft unfähig, zielgerichtet zu denken und zu handeln, und Sie haben das Interesse an allem verloren, was Ihnen einmal viel bedeutet hat. Aus einer schweren Depression kann sich niemand alleine heraushelfen, denn das Organ, mit dem wir uns im gesunden Zustand zu helfen wissen, das Gehirn, arbeitet nicht mehr richtig. Und nicht nur Sie selbst, sondern auch Angehörige, Freunde und Arbeitskollegen können es nicht verstehen, wie ein vorher lebensfroher, motivierter und leistungsfähiger Mensch zu einer existenziell verängstigten Person geworden ist, die sich selbst nicht mehr schätzt, keinen Sinn mehr im Leben sieht und wie von der Welt abgeschnitten ist.

Dr. Sabine Wehner-Zott, die Autorin dieses Buches, war selbst an einer Depression erkrankt. Nach erfolgreicher Überwindung dieser Phase ist sie nun wieder eine engagierte Lehrerin und Mutter. Sie ist ein Beispiel dafür, dass der depressive Zustand nicht aussichtslos ist, denn die Krankheit Depression ist gut behandelbar – wenn Sie sich auf eine Therapie einlassen. Diese kann aus einem Antidepressivum oder einer Psychotherapie oder aus einer Kombination von beidem bestehen. Trotzdem schämen sich immer noch Menschen für ihre Depression, halten sich für Versager und vermeiden es, sich behandeln zu lassen. Falls auch Sie den depressiven Zustand als Ihren eigenen Fehler ansehen, möchte ich Ihnen an dieser Stelle sagen: Eine Depression ist nicht die Konsequenz persönlichen Versagens, sondern eine Erkrankung, die jeden treffen kann.

Wenn Sie unter einer Depression leiden, fällt es Ihnen sehr wahrscheinlich schwer, sich zu konzentrieren und Informationen aufzunehmen. Deshalb ist, vor allem in der akuten Krankheitsphase, das Lesen von Ratgebern nur von begrenztem Nutzen. Trotzdem ist es wichtig, Ihnen gerade jetzt Hoffnung und Vertrauen in die Therapie zu vermitteln. Dazu eignet sich dieses Büchlein mit stimmungsvollen Bildern und hilfreichen Texten besonders gut. Es ist aber auch für all diejenigen empfehlenswert, die einen knappen und emotional ansprechenden Zugang zum Thema Depression suchen. Für die weitere Beschäftigung sei auf die Internetseiten der Stiftung Deutsche Depressionshilfe und die Literatur im Anhang verwiesen – wie zum Beispiel den von Frau Dr. Wehner-Zott und mir verfassten Ratgeber *Die Seele heilen*.

Das hier vorliegende Büchlein ist eine meditative und emotional ansprechende Darstellung des Themas Depression und eine Hoffnung vermittelnde Begleitung für Interessierte und Betroffene. Ich wünsche allen Leserinnen und Lesern, sie mögen einen lebendigen und verständlichen Eindruck davon bekommen, dass der Weg aus der Depression realistisch und lohnenswert ist.

Prof. Dr. med. Hubertus Himmerich
Oberarzt der Depressionsstation der Klinik für Psychiatrie
und Psychotherapie der Universität Leipzig

Liebe Leserin, lieber Leser

Sie leiden – wenn Sie dieses Buch zur Hand nehmen – sehr wahrscheinlich an einer Depression. Die Gefühle von Hoffnungslosigkeit und Sinnlosigkeit sowie die depressiven Schuldgefühle, die Sie jetzt quälen, kenne ich selbst sehr gut, denn auch ich hatte vor vier Jahren eine schwere Depression. Aber: Ich habe sie überstanden. Ich wurde wieder gesund, und auch Ihnen wird es wieder besser gehen, selbst wenn Sie das jetzt nicht glauben können.

In der Tiefe meiner Depression konnte ich mir nicht vorstellen, dass jemals wieder ein Lichtstrahl die Dunkelheit meiner Seele erreichen würde. Was mich vor dem Ertrinken im Sumpf der Traurigkeit bewahrte, waren einfache Hoffnungssätze, die ich mir mehrmals täglich vorsagte. Auch wenn ich anfangs nicht so recht an ihren Wahrheitsgehalt glauben konnte, gaben sie mir doch ein wenig Halt. Und mit der Zeit merkte ich am eigenen Leib beziehungsweise der eigenen Seele, dass die Inhalte dieser Hoffnungssätze tatsächlich wahr sind.

Um Ihnen die Zeit, bis es Ihnen wieder besser geht, zu erleichtern, habe ich solche Hoffnungssätze in diesem Büchlein gesammelt. Zu den Texten hat der Fotograf Franz Morin wunderbare Bilder beigesteuert, die Sie ebenfalls in Ihrer jetzigen Situation trösten können.

Suchen Sie sich aus diesem Büchlein die Hoffnungssätze aus, die Sie ansprechen, und sagen Sie sich diese mehrmals am Tag vor.

Es kann auch helfen, einprägsame Sätze auf ein Blatt Papier zu schreiben und so aufzuhängen, dass Ihr Blick mehrmals täglich darauf fällt. Oder bewahren Sie Ihren Lieblingssatz auf einem Zettel in Ihrer Geldbörse auf, dann lesen Sie ihn immer, wenn Sie diese öffnen.

Jedes Mal, wenn Sie einen dieser hoffnungsvollen Sätze denken, bringt das ein klein wenig Licht in die Dunkelheit Ihrer Gedanken – und das wird Ihnen guttun.

Dieses Büchlein kann natürlich keinen Arztbesuch und keine Therapie ersetzen. Eine Depression ist eine ernste Erkrankung, und wer daran leidet, hat das Recht, ärztliche Hilfe in Anspruch zu nehmen. Depressionen können heute mit Medikamenten und Psychotherapie gut behandelt werden. So wie ich können auch Sie mit dieser Hilfe gesund werden und sich dann wieder Ihres Lebens freuen.

Mögen Ihnen die folgenden Hoffnungssätze eine Stütze sein auf Ihrem Weg aus der Depression zurück in ein freudvolleres Leben.

Dr. Sabine Wehner-Zott

Wie Sie sich jetzt fühlen

Hoffnungssätze gegen die Dunkelheit der Seele

Jeder Mensch, der schon einmal depressiv war, kennt die dunklen Gedanken, die in einer Depression die ganze Seele überschatten. Sie lassen sich nicht wegdiskutieren.

Kurze Hoffnungssätze können aber wie ein kleiner Lichtstrahl in dieser Dunkelheit wirken.

Wenn Sie sich in einer Depression befinden, glauben Sie vielleicht, dass es nichts Positives mehr in Ihrem Leben gibt. Es ist aber lediglich die Depression, die Sie so denken lässt. Das Gute, das auch in Ihrem Leben existiert, ist immer noch da, und wenn Sie sich von Ihrer Depression erholt haben, werden Sie es wieder wahrnehmen können.

Mit einer Depression ist es wie mit einer Wolke, die sich vor die Sonne schiebt. Man kann wegen der Wolke die Sonne nicht sehen, aber sie scheint in Wirklichkeit immer noch.

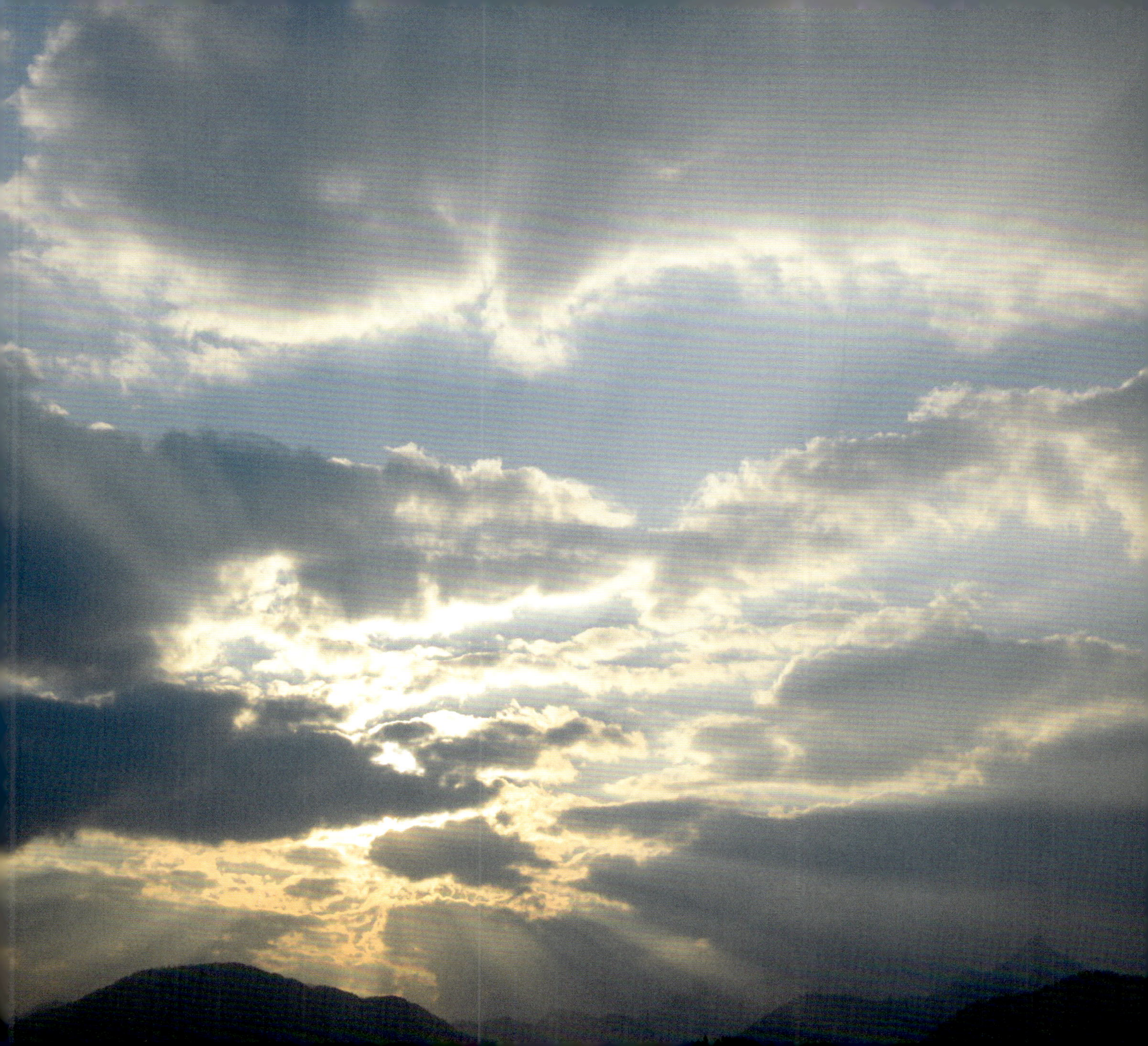

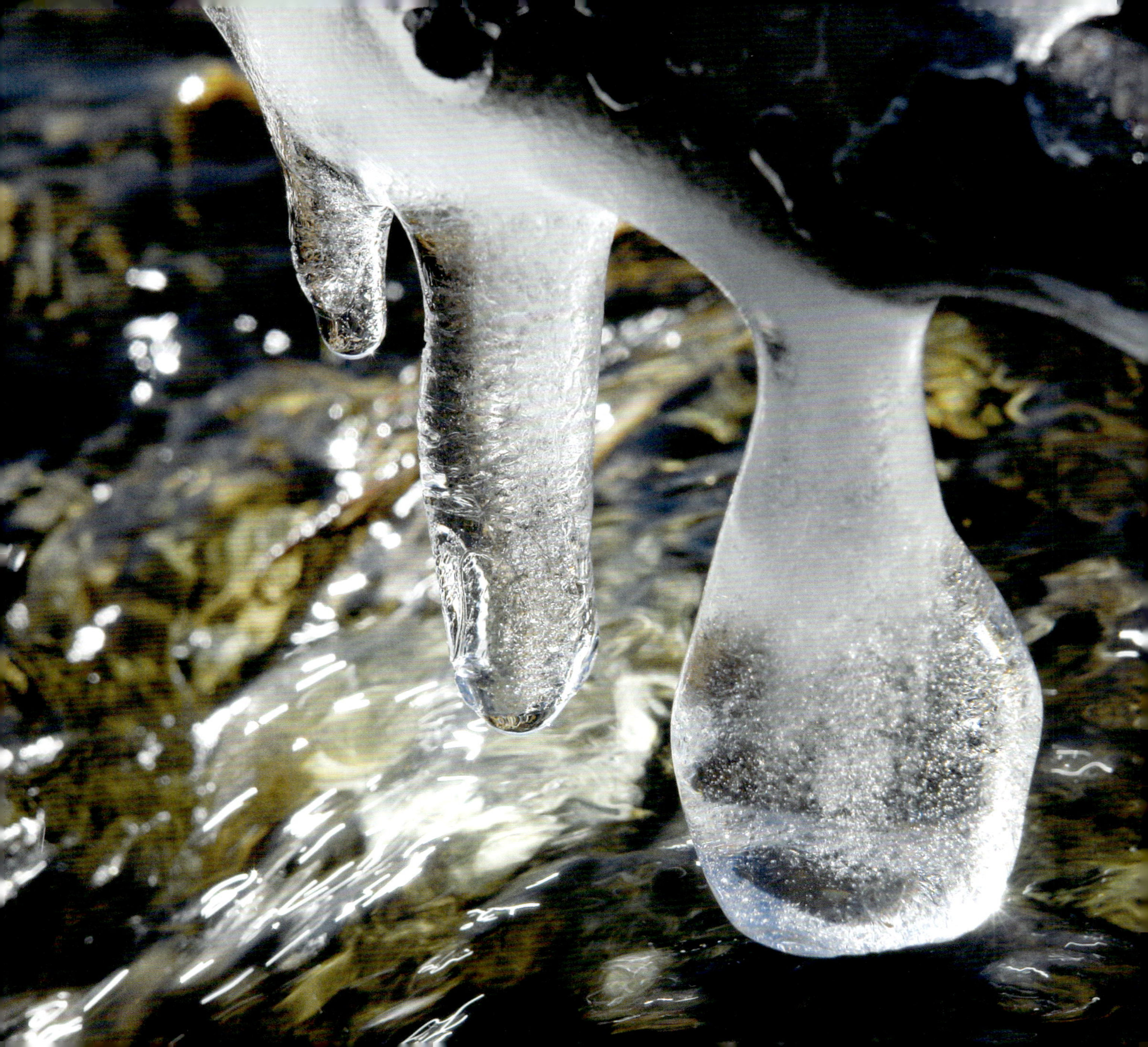

Vielleicht fühlen Sie sich jetzt auch so, als seien Ihre Gefühle zu Eis erstarrt, und Sie können sich nicht vorstellen, jemals wieder Zuneigung oder Freude empfinden zu können. Diese Eiseskälte ist ein Zeichen der Depression und wird mit Ihrer Genesung vergehen. Dann werden auch erneut positive Gedanken keimen.

Das Eis in meiner Seele wird schmelzen.

Die Depression lässt Sie nicht nur innerliche Kälte empfinden, sie ist auch wie eine Brille mit dunklen Gläsern, durch die Sie die Welt sehen. Alles erscheint Ihnen dadurch düster und trist.

Doch Ihr Umfeld und Ihr Leben sehen freundlicher aus, als Sie es sich jetzt ausmalen.

Die Wirklichkeit ist nicht so trist,
wie ich sie jetzt wahrnehme.

Vielleicht ist die Depression bei Ihnen damit verbunden, dass sich eine große Hoffnung in Ihrem Leben zerschlagen hat. Und Sie meinen nun, dass Ihr Leben zerstört sei.

Auch wenn Sie es jetzt nicht glauben können – sobald sich Ihre übergroße Traurigkeit wieder gelegt hat, werden Sie neue Perspektiven für Ihr Leben sehen.

In meinem Leben wird neue Hoffnung keimen.

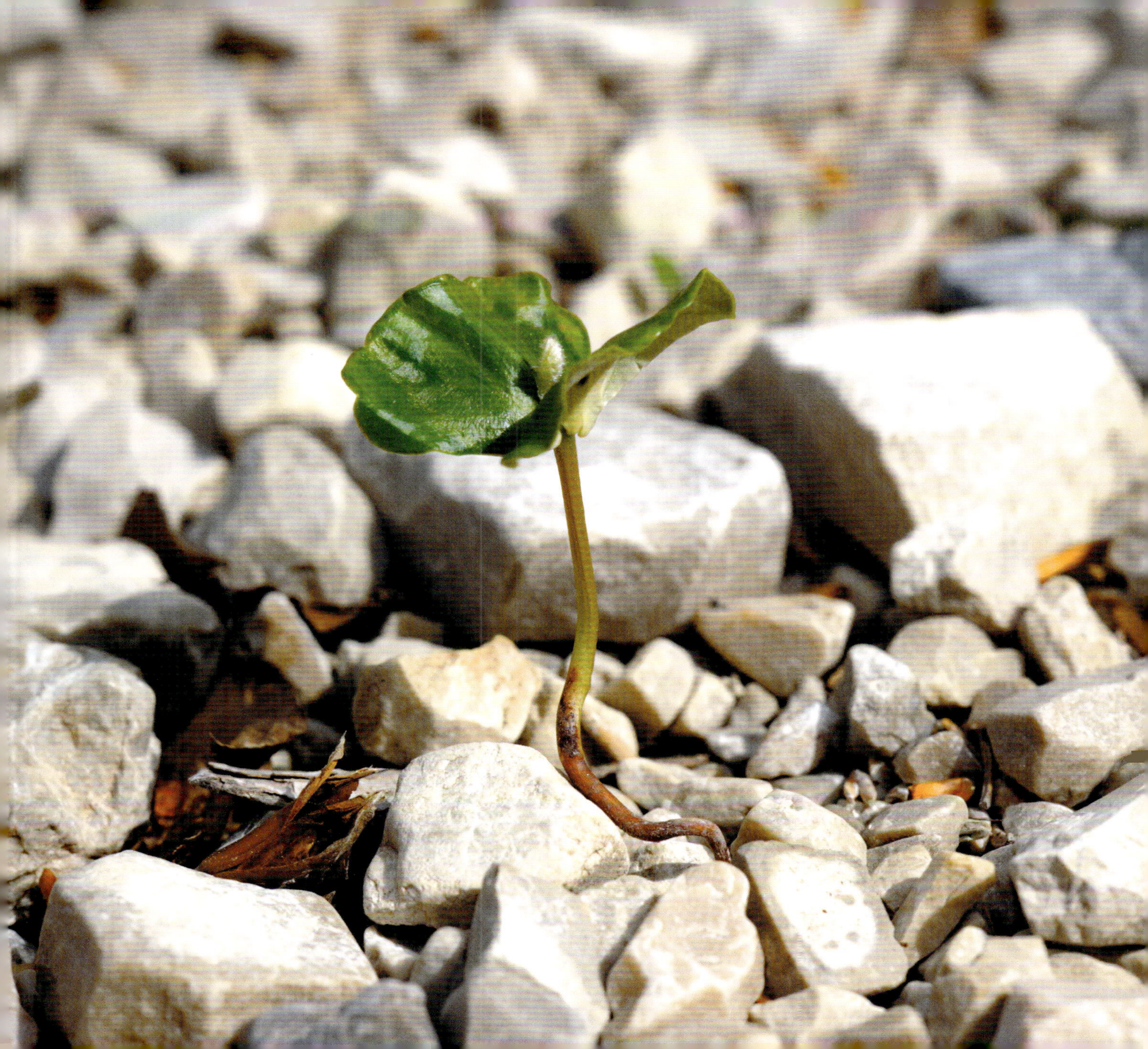

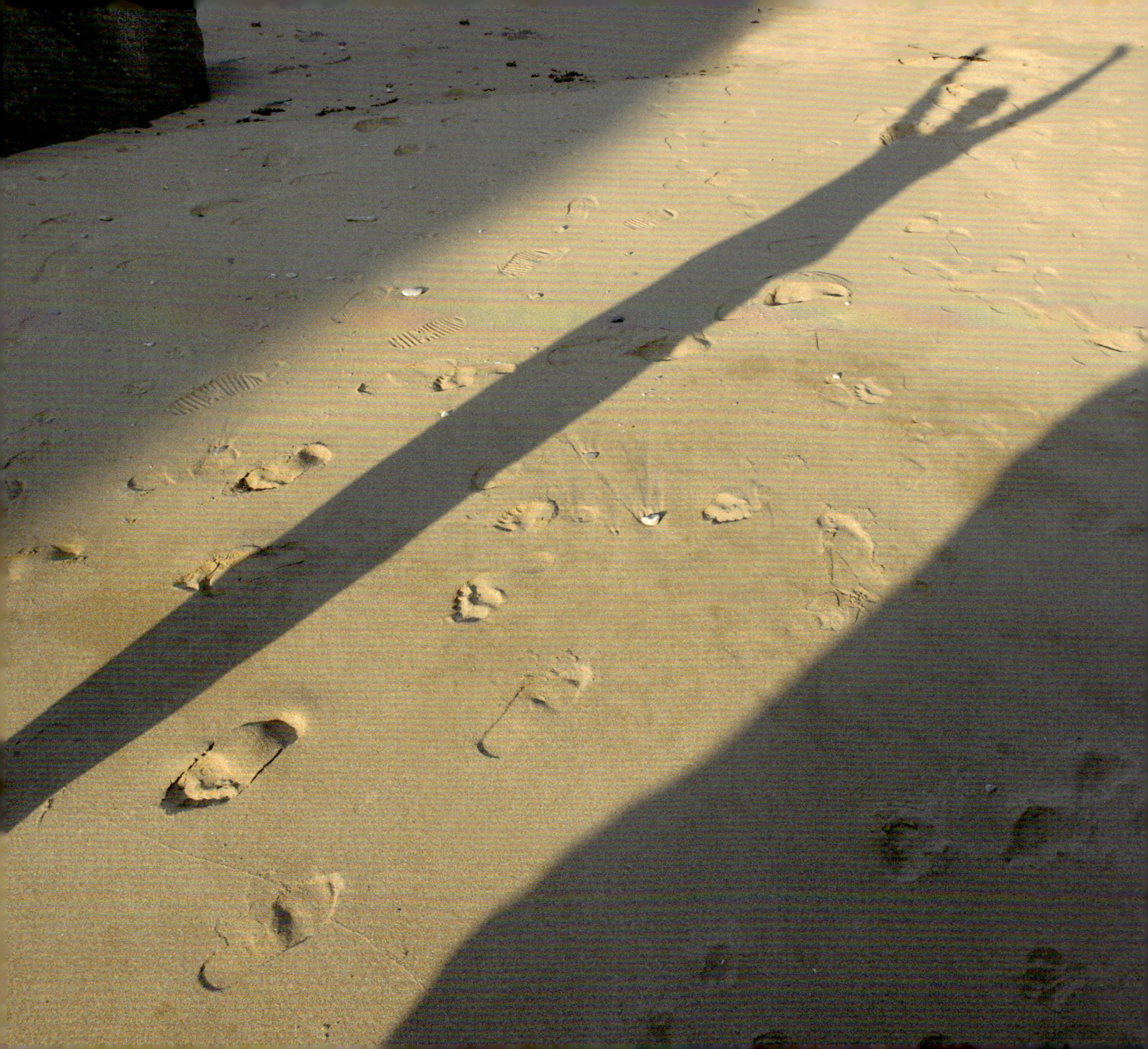

Während einer Depression starren wir oft wie mit einem Vergrößerungsglas auf unsere Probleme. Sie blähen sich dadurch über Gebühr auf und verdrängen das Positive aus unserem Denken. Mit dem Nachlassen der Depression verliert sich jedoch dieser verzerrende Blickwinkel, und die Probleme schrumpfen wieder.

Es ist die Depression, die meine Sorgen übergroß erscheinen lässt. In Wirklichkeit sind sie viel kleiner.

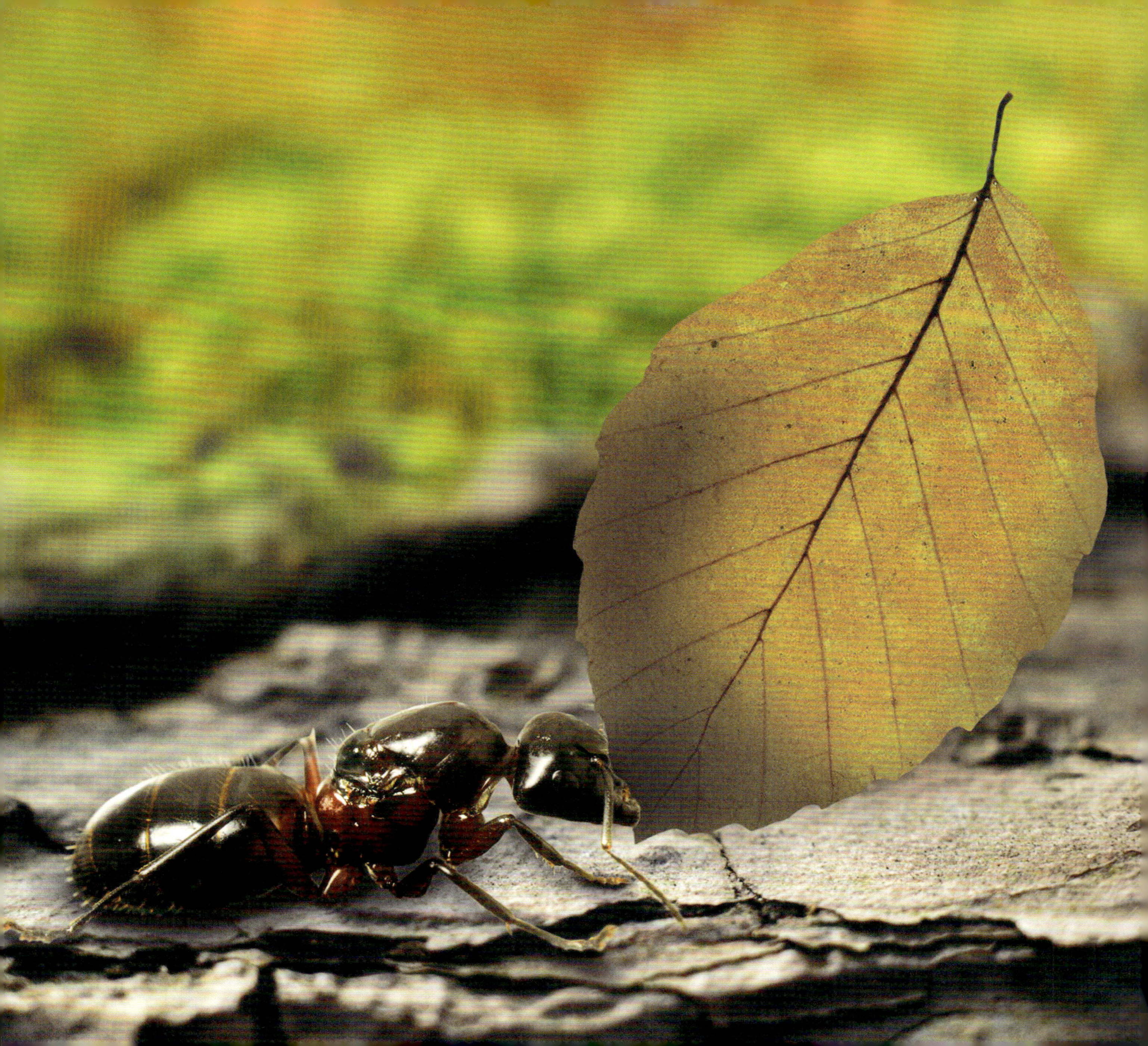

Kein Leben verläuft ohne Probleme. Auch Ihres nicht. Aber Sie können darauf vertrauen, dass Sie, wenn die Depression überwunden ist, wieder mit viel Kraft die Schwierigkeiten Ihres Alltags meistern können.

In meinem Leben gibt es vielleicht Probleme. Aber ich werde bald wieder die Kraft haben, sie anzugehen.

In einer Depression fühlt man sich nicht nur schwach, sondern zudem oft unsicher, da alles, was dem Leben früher Stabilität gab, nicht mehr zu tragen scheint.

Es ist auch hier wieder die Depression, die Sie so denken lässt. Sobald es Ihnen besser geht, werden Sie merken, dass es doch vieles in Ihrem Leben gibt, auf das Sie sich verlassen können.

Bald werde ich mir selbst und dem Leben wieder vertrauen können.

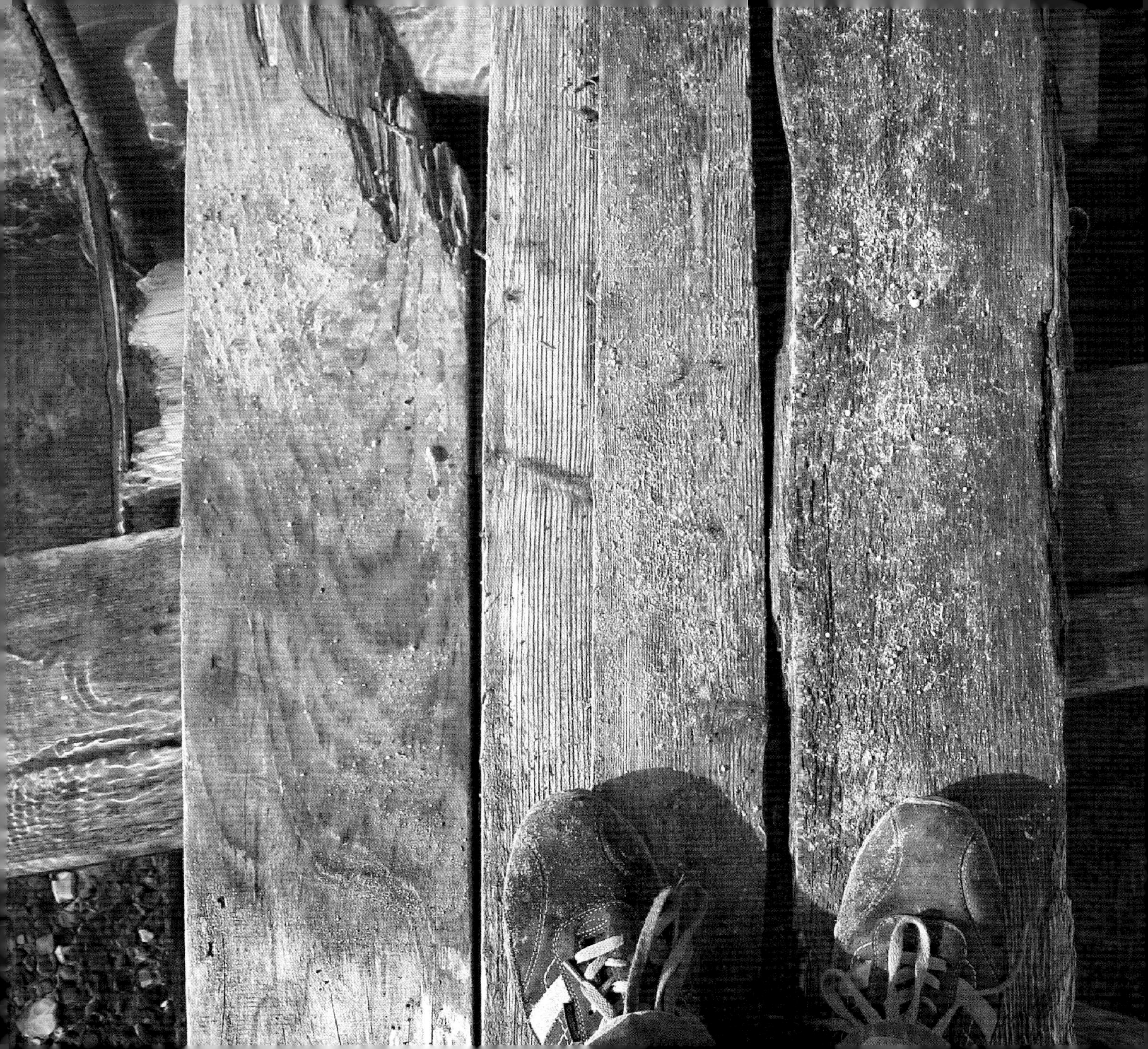

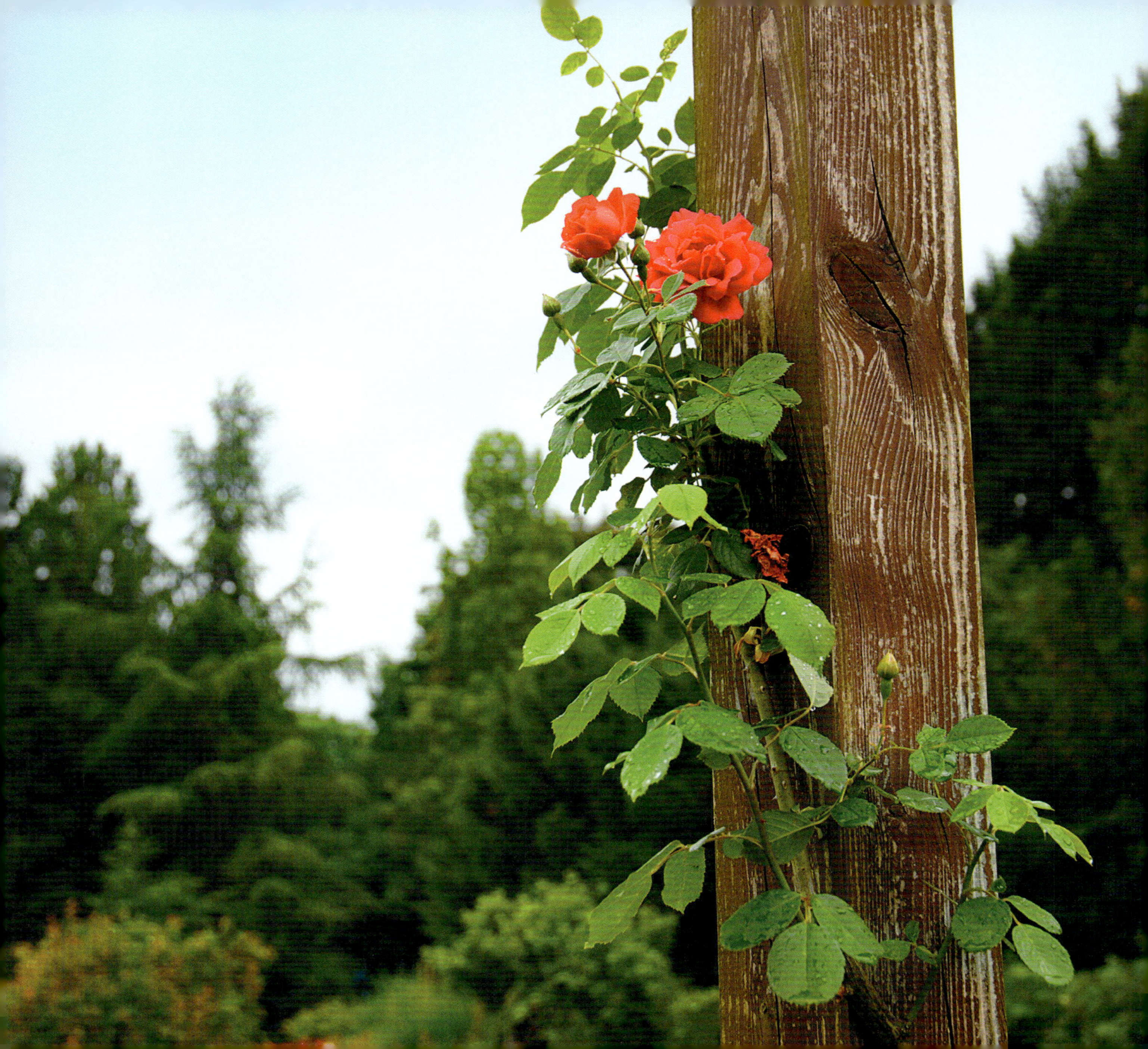

Vielleicht glauben Sie jetzt, dass Sie mit Ihrer tiefen Traurigkeit eine Last für Ihre Mitmenschen sind, und wenden sich von ihnen ab. Sie denken womöglich: »So wie ich bin, kann mich niemand mögen.« Oder Sie meinen, keiner versteht Sie oder interessiert sich für Sie.

Das sind Gedanken, die von der Depression hervorgerufen werden. In Wirklichkeit sind Sie nicht allein.

Auch in meiner jetzigen Situation gibt es Menschen, die es gut mit mir meinen.

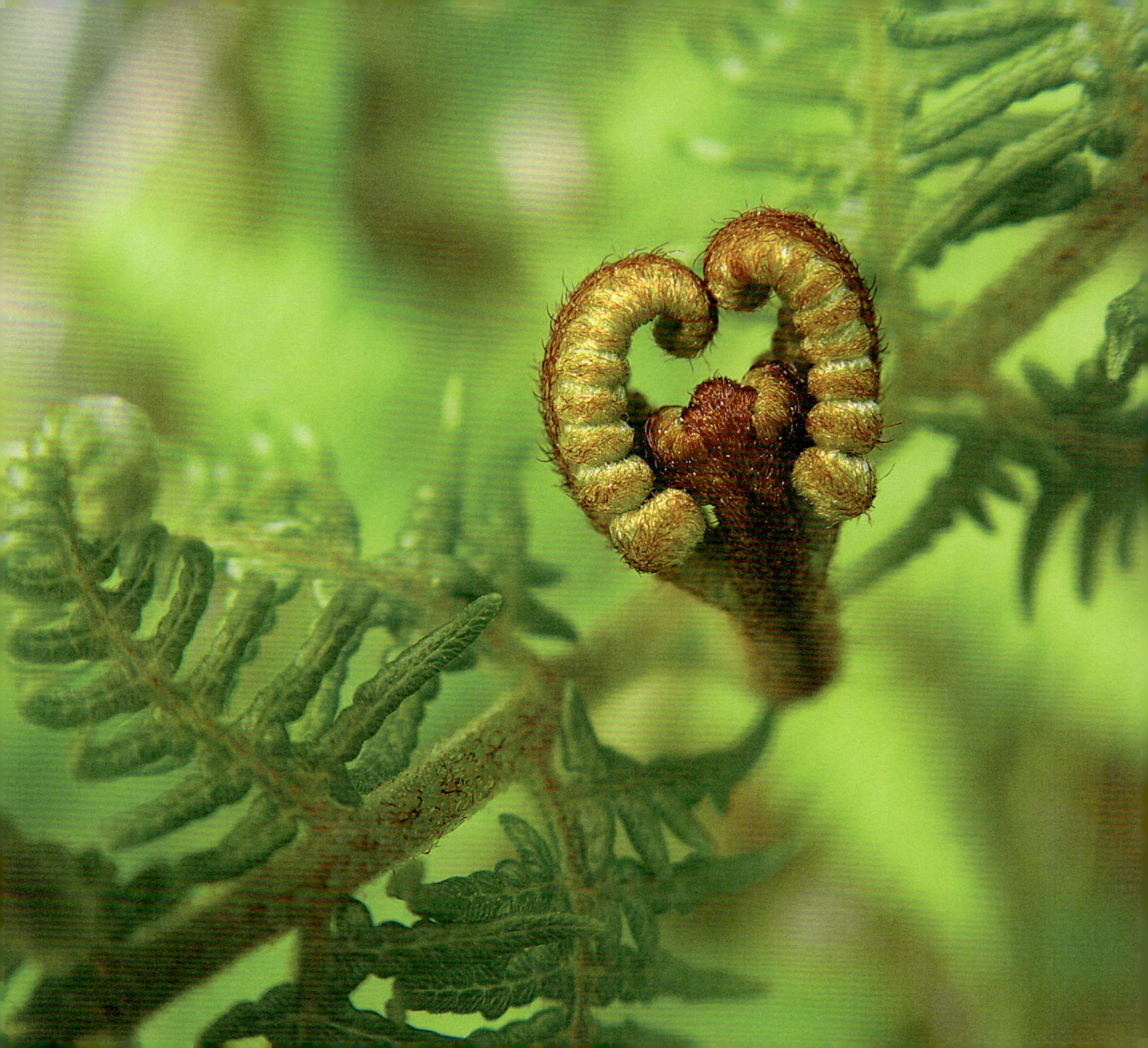

Das Gefühl, verlassen oder isoliert zu sein, tritt oft in der Depression auf. Es ist, wie viele andere depressive Gefühle und Stimmungen, schwer zu ertragen. Aber es wird wieder eine Zeit kommen, da Sie sich mit sich und der Welt wohlfühlen.

Auch für mich wird es wieder Geborgenheit in mir selbst und in der Welt geben.

Was eine Depression ist

Hoffnungssätze gegen die Krankheit

Viele Menschen, die an einer Depression leiden, schämen sich dafür. Und ihre Mitmenschen tun sich ebenfalls schwer mit der Depression, da man anders als etwa bei einem Beinbruch »von außen« nichts sieht.

Aber eine Depression ist nichts Peinliches, sondern schlichtweg eine Krankheit, die wie andere Krankheiten auch, gut behandelt werden kann.

Hoffnungssätze können Ihnen dabei helfen, die Krankheit Depression zunächst einmal zu akzeptieren, zu ertragen und schließlich zu überwinden.

Vielleicht machen Sie sich jetzt Vorwürfe, weil Sie depressiv geworden sind, und meinen, Sie seien an Ihrer Depression selbst schuld.

Eine Depression ist aber nichts Schuldhaftes oder gar eine Schande, sondern eine Krankheit, die jeden Menschen treffen kann. Zurzeit gibt es in Deutschland sechs Millionen Menschen, denen es ebenso geht wie Ihnen. Und es gibt heute gute Behandlungsmethoden, die depressiven Menschen helfen, wieder gesund zu werden.

Ich leide jetzt, wie viele andere Menschen auch, an einer Depression, aber ich werde wieder gesund werden.

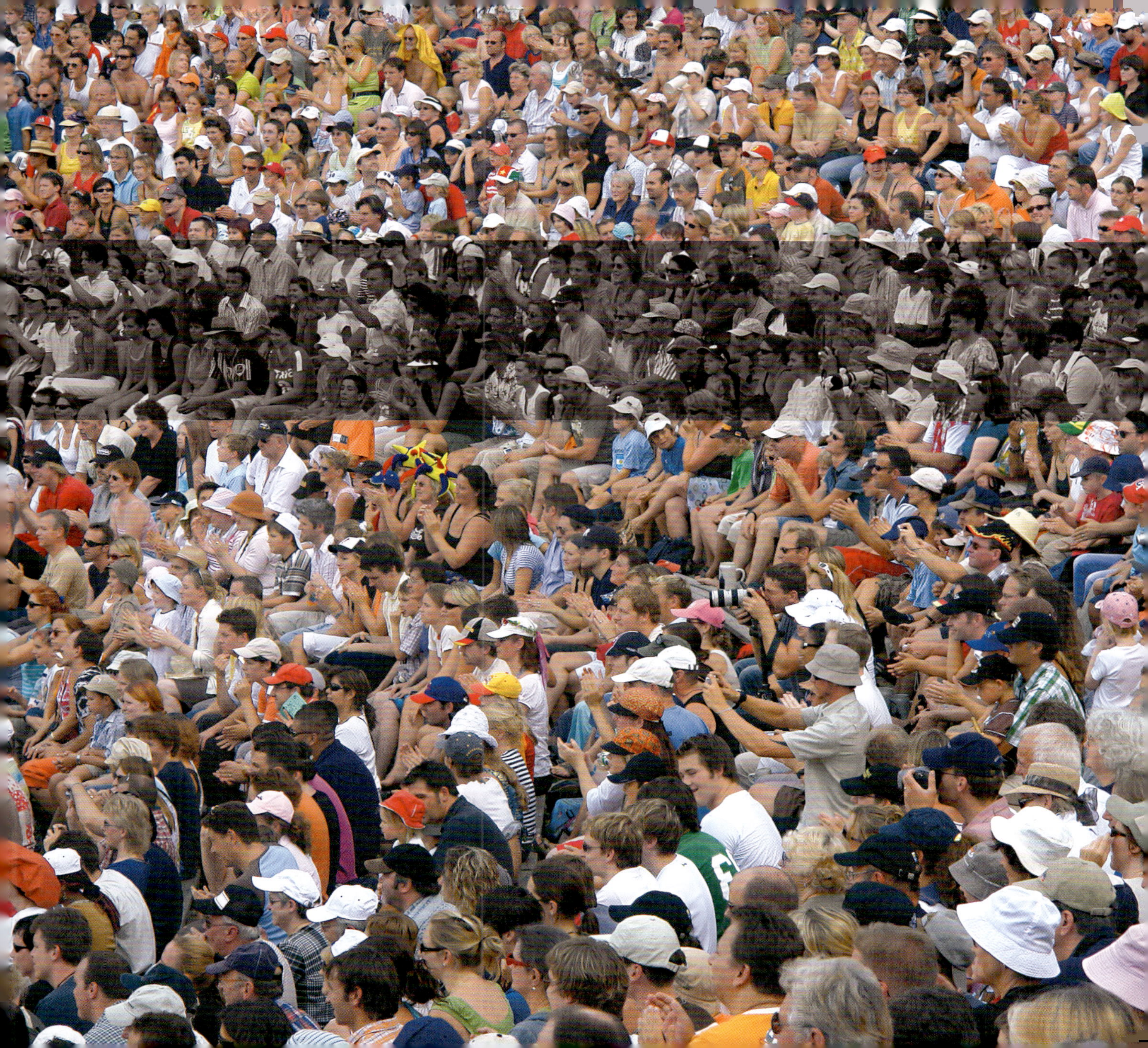

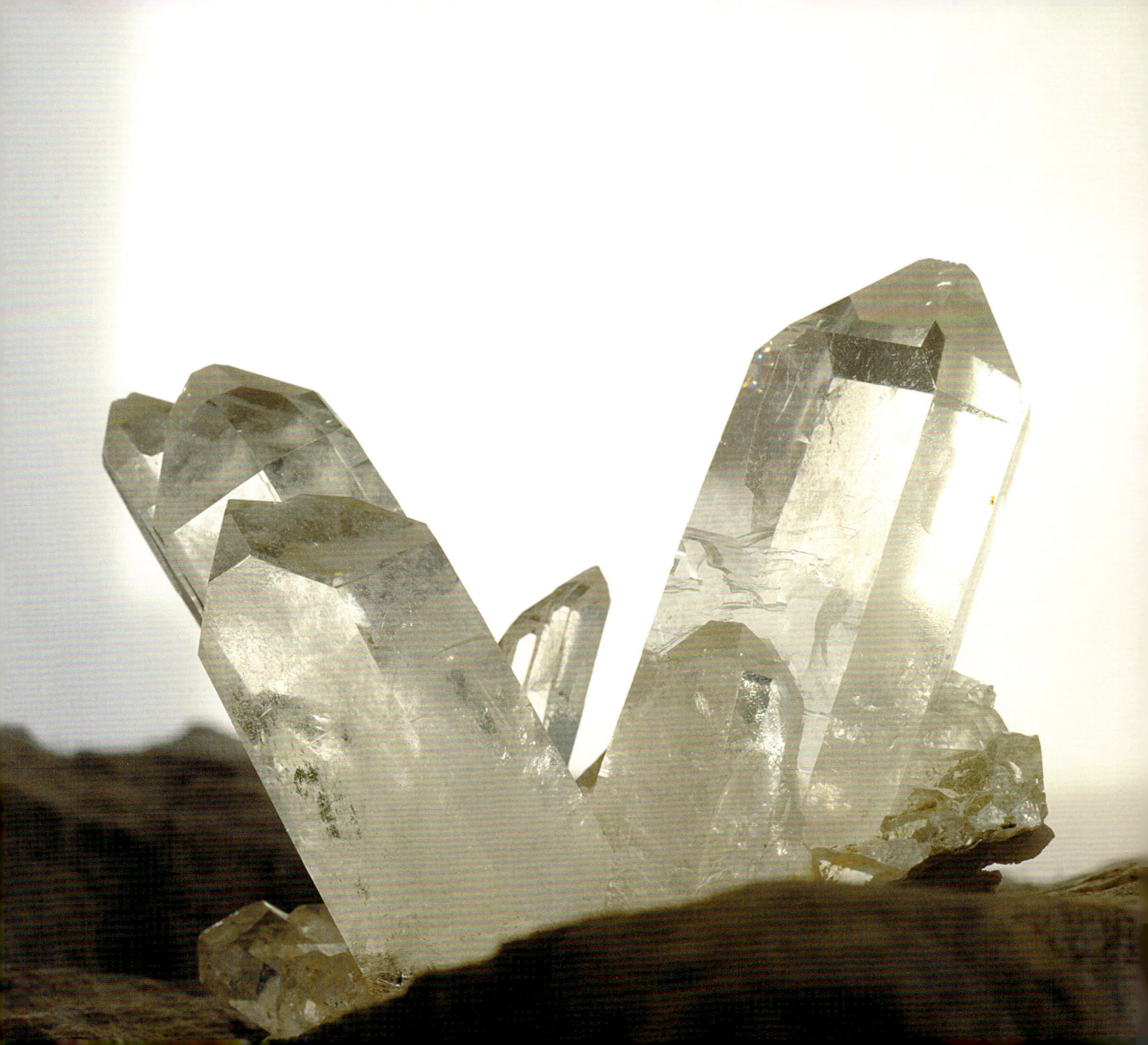

Eine Depression ist eine Krankheit, die das Denken, Fühlen und Handeln eines Menschen beeinflusst. Jeder Mensch hat ungefähr hundert Milliarden Nervenzellen, die über Nervenkontaktstellen (Synapsen) Informationen austauschen. Dazu werden Botenstoffe (etwa Serotonin, Noradrenalin und Dopamin) ausgeschüttet. Depressive Menschen haben zu wenig davon, jedoch zu viel von dem Stresshormon Kortisol. Dieses Ungleichgewicht bewirkt die depressiven Beschwerden. Es kann durch Therapie und bei schweren Depressionen zusätzlich durch Medikamente behoben werden. Dadurch hellt sich die depressive Stimmung wieder auf.

Ich nehme die Medikamente, die mir der Arzt verschrieben hat, regelmäßig und gehe zu meinen Therapiesitzungen. Dann wird es mir mit der Zeit wieder besser gehen.

Sie müssen also nicht alleine gegen Ihre Krankheit ankämpfen. Es gibt Fachleute, die dafür ausgebildet sind, Depressionen zu behandeln, und Sie dürfen darauf vertrauen, dass sie Ihnen helfen können.

Ich bin nicht alleine, sondern bekomme Hilfe von meinem Arzt und Therapeuten.

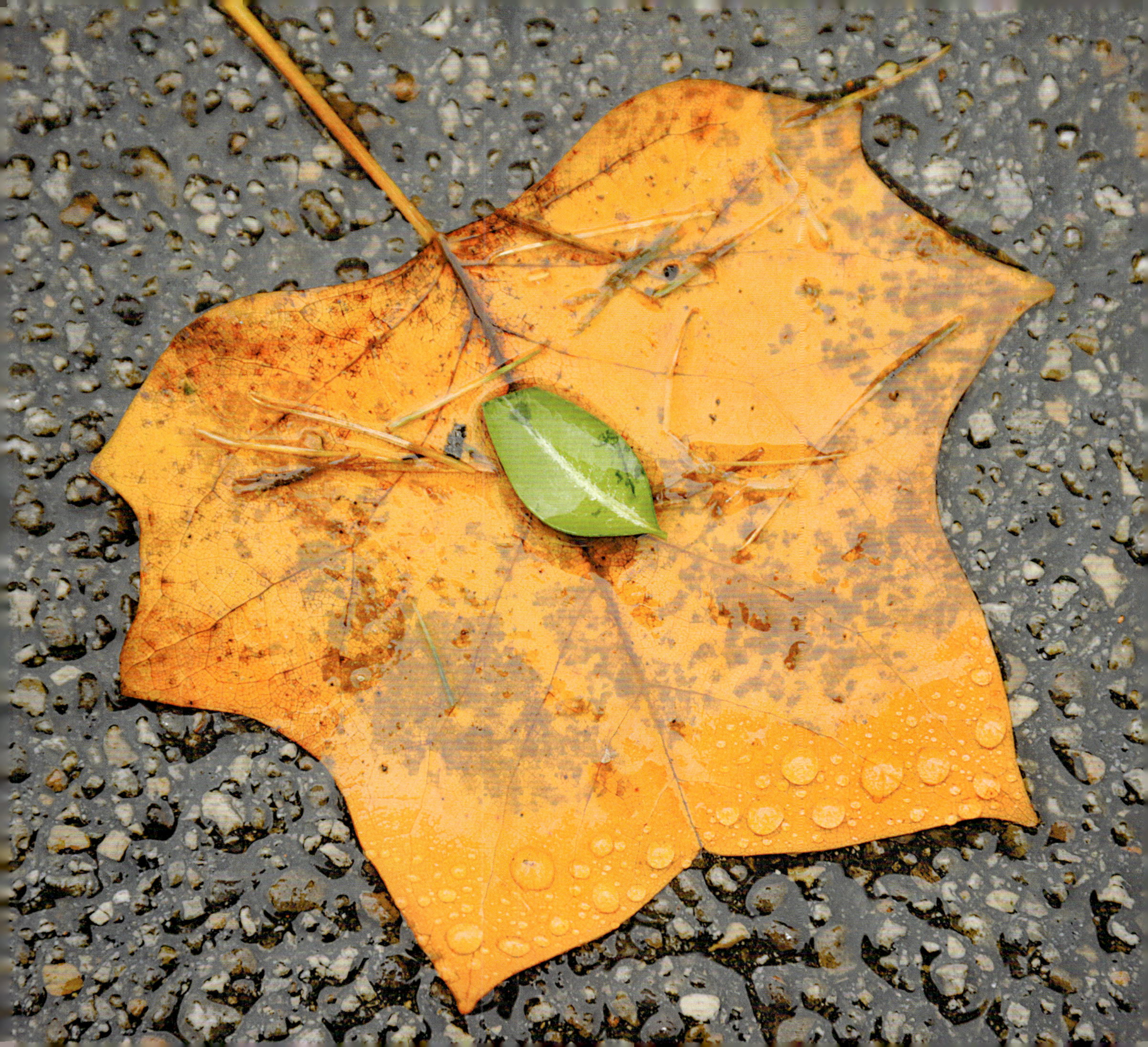

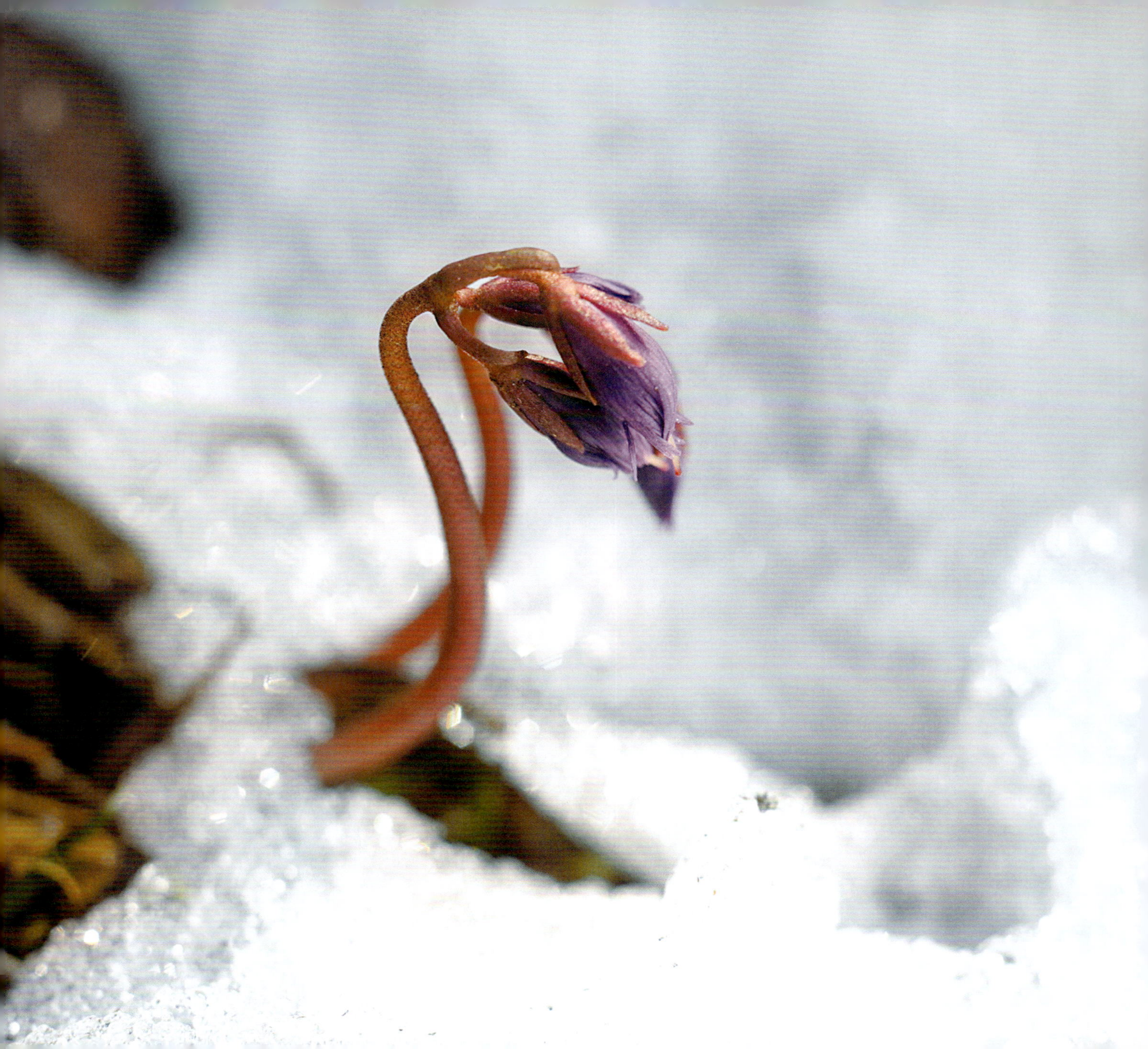

Da in einer Depression alles sinnlos erscheint, entsteht oft der Wunsch, nicht mehr leben zu wollen. Geben Sie diesem Gedanken nicht nach, denn er ist ausgelöst durch die Krankheit Depression und wird mit deren Abklingen wieder verschwinden. Sprechen Sie aber mit Ihrem Arzt oder Therapeuten über Ihre dunklen Gedanken.

Ihnen wird es so gehen wie mir: Auch ich kannte den depressiven Wunsch, nicht mehr zu existieren. Doch als ich die Depression überstanden hatte, war ich sehr froh, dass sich dieser Wunsch nicht erfüllt hat. Und heute lebe ich wieder sehr gerne.

Mein Leben ist wertvoll, auch wenn ich im Augenblick nicht daran glauben kann.

Womit Sie sich zusätzlich helfen können

Hoffnungssätze zum Durchhalten

Da Depressionen eine Krankheit sind, müssen sie ärztlich und therapeutisch behandelt werden. Es ist äußerst wichtig, dass Sie als Betroffene oder Betroffener diese professionelle Hilfe in Anspruch nehmen.

Darüber hinaus können Sie aber selbst einiges tun, damit es Ihnen bald besser geht.

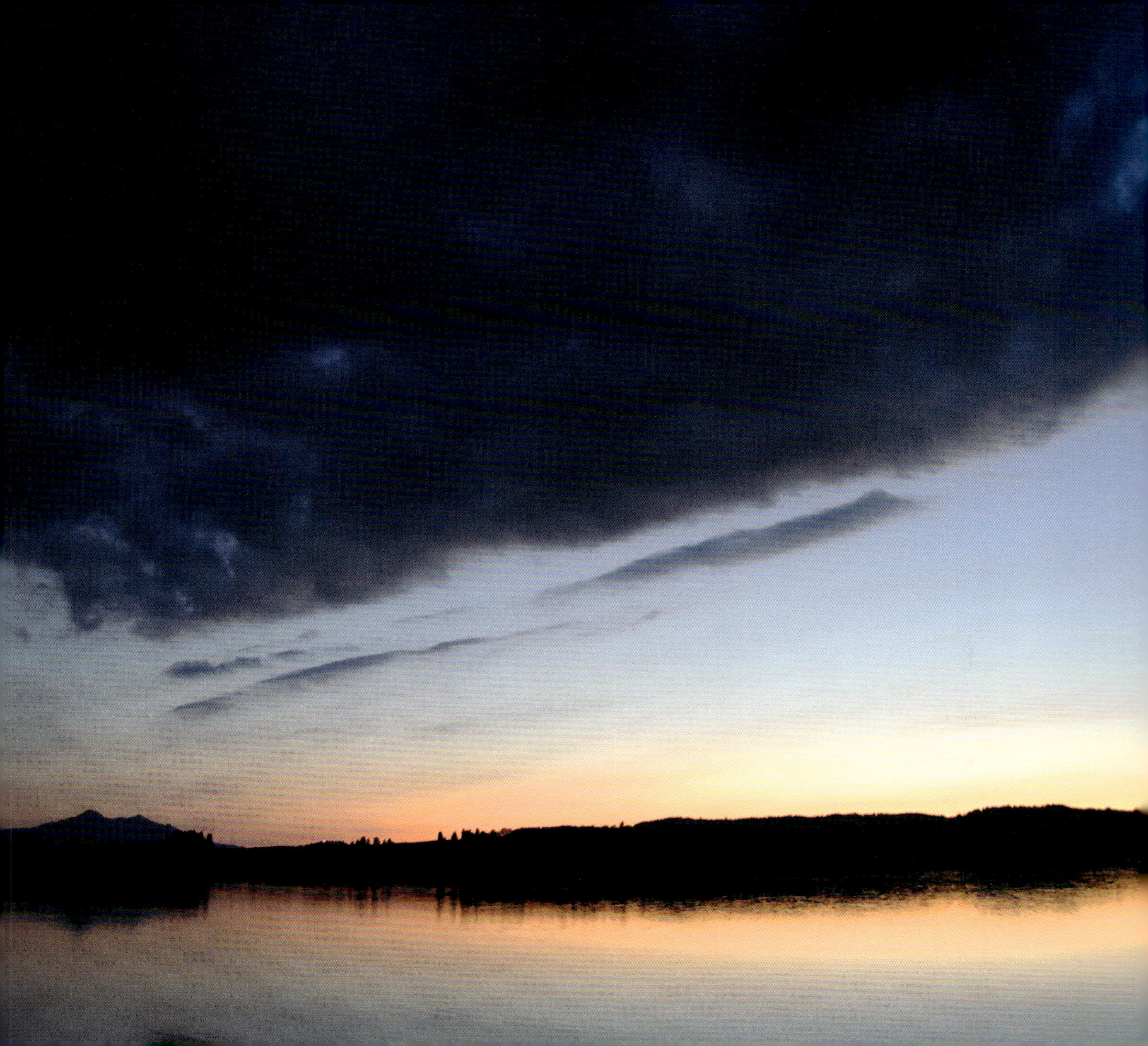

Versuchen Sie, die Krankheit Depression anzunehmen und auszuhalten, und vergeuden Sie nicht Ihre Energie damit, sie leugnen zu wollen. Eine Depression fühlt sich scheußlich an, aber es ist jetzt so, wie es ist. Und die Dunkelheit, die auf Ihrer Seele lastet, wird sich wieder aufhellen.

So wie wir sicher sein können, dass die Sonne, die am Abend untergeht, am nächsten Morgen aufs Neue am Horizont erscheint, so sicher wird sich auch Ihre Seelenfinsternis wieder lichten.

Ich will die Dunkelheit meiner Seele eine Weile aushalten. Bald werde ich mich besser fühlen.

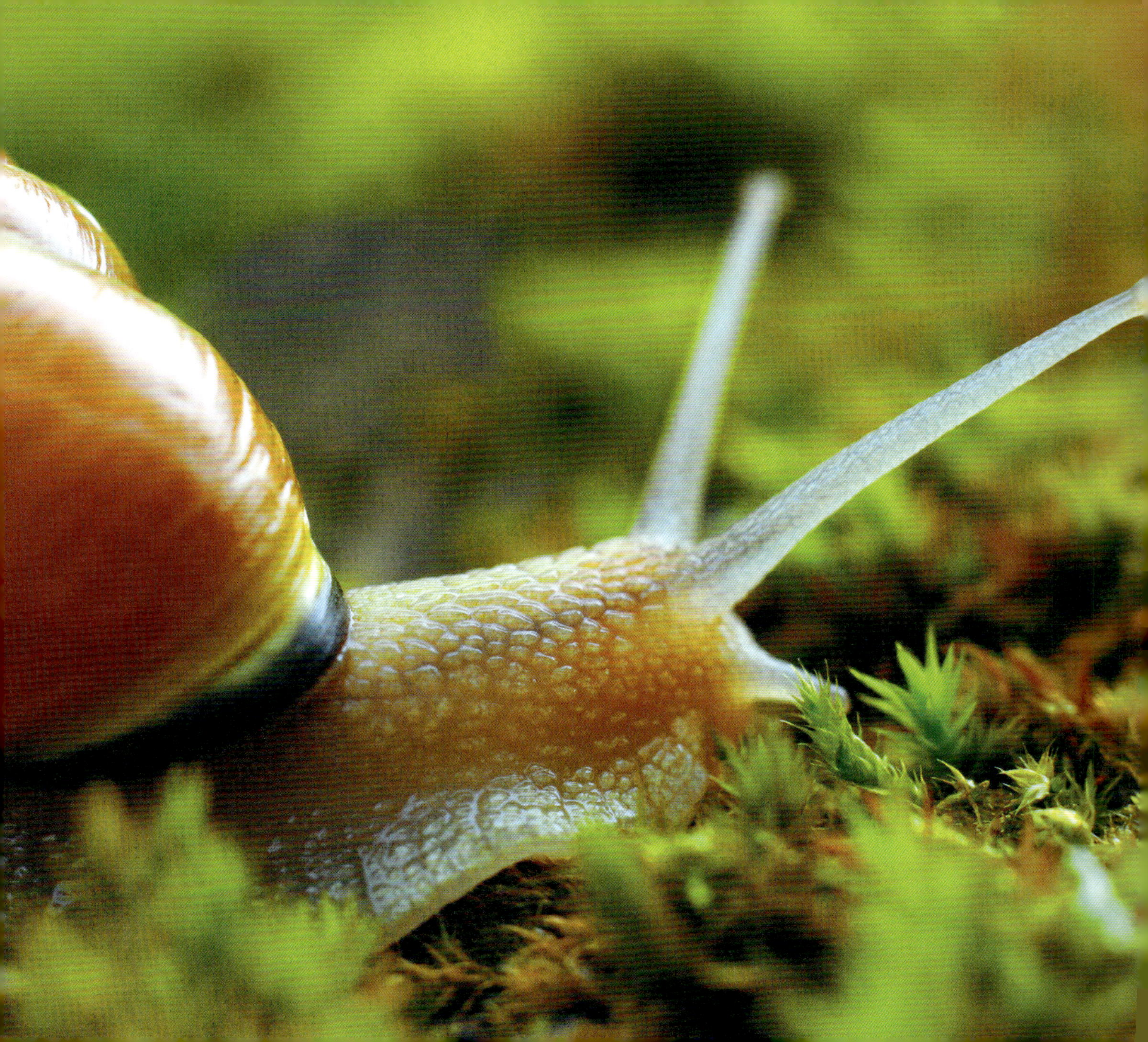

Wer unter einer Depression leidet, hält die Zeit seines Leidens für endlos. Aber seien Sie gewiss: Ihr Befinden wird sich wieder bessern. Üben Sie sich also in Geduld. Falls Sie Antidepressiva bekommen, dauert es drei bis vier Wochen, bis die Medikamente wirken. Bald werden Sie merken, dass Sie sich einige Stunden am Tag wohler fühlen. Zwar kann es sein, dass sich Ihre Stimmung zeitweise wieder verschlechtert, aber die Zeiten, in denen es Ihnen gut geht, werden immer länger werden.

Ich will geduldig mit mir sein.

Depressive Menschen haben oft das Gefühl, in ihrem Leid eingemauert und von der Welt abgeschnitten zu sein. Wagen Sie es, sich wenigstens für einen kurzen Zeitraum am Tag der Welt zuzuwenden und bewusst wahrzunehmen, was um Sie herum geschieht. Das kann Sie ein wenig von Ihren Sorgen ablenken und bewirkt, dass sich Ihr Gesichtskreis langsam vergrößert und Sie sich wieder leichter auf Ihre Umgebung und Ihre Mitmenschen einlassen können.

Ich will mich öffnen und wieder einen Blick auf die Welt wagen.

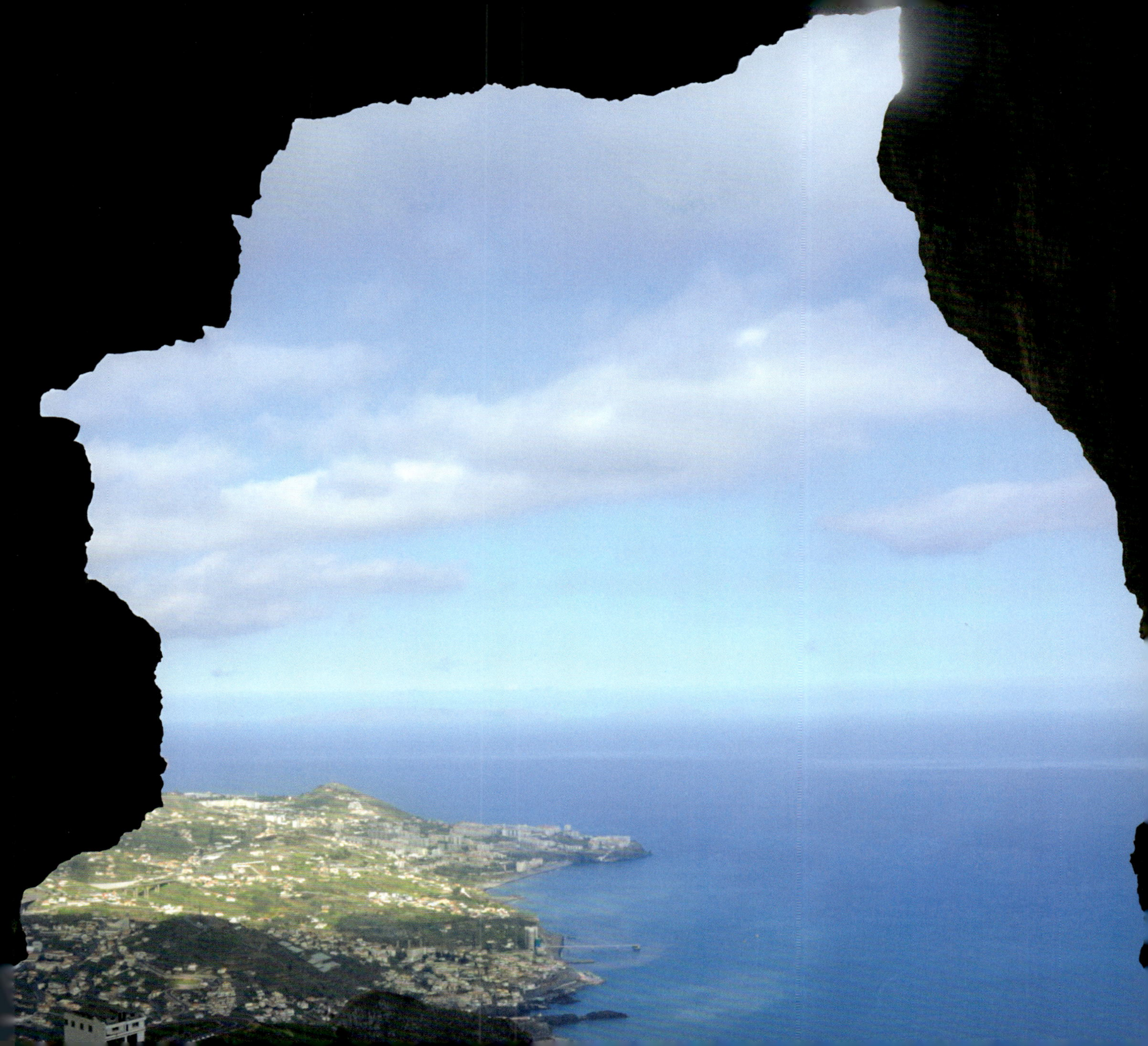

Sich ein wenig zu öffnen ist schon ein großer Schritt. Versuchen Sie nun auch trotz Ihrer depressiven Verstimmung, wieder einen Blick zu entwickeln für das Schöne am Wegrand Ihres Lebens. Es muss nichts Großes sein, es genügen zunächst nur Kleinigkeiten wie eine hübsche Blume oder die Wärme der Sonne auf Ihrer Haut.

Notieren Sie diese kleinen, angenehmen Erlebnisse in einem Tagebuch. Sie werden merken, dass Sie mit der Zeit wieder mehr Positives wahrnehmen und erleben können. Und Ihre Aufzeichnungen machen Ihnen bewusst, dass das Leben nicht nur trist ist.

Auch wenn mir alles grau erscheint, werde ich jeden Tag etwas Kleines finden, an dem ich mich ein wenig erfreuen kann.

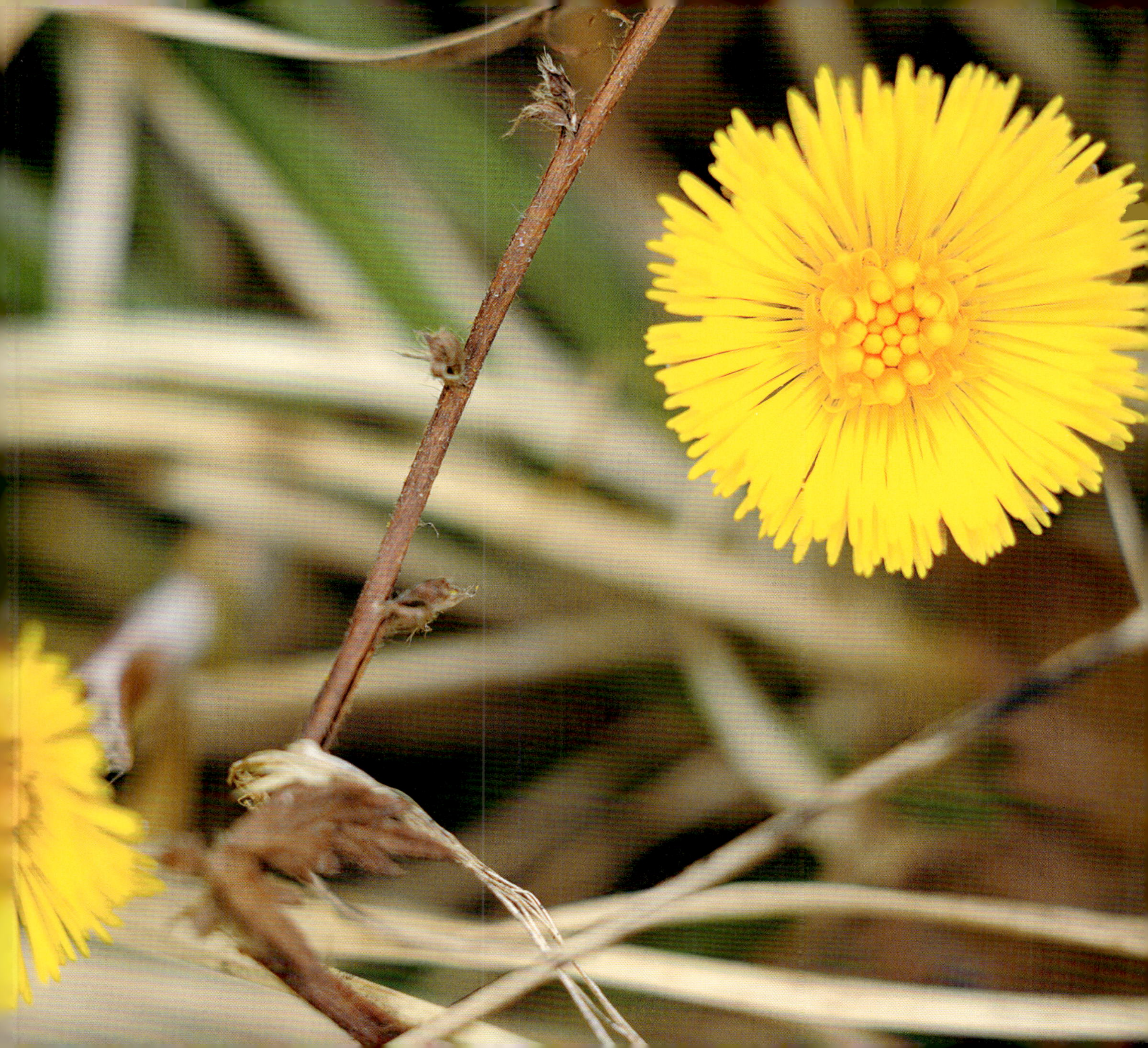

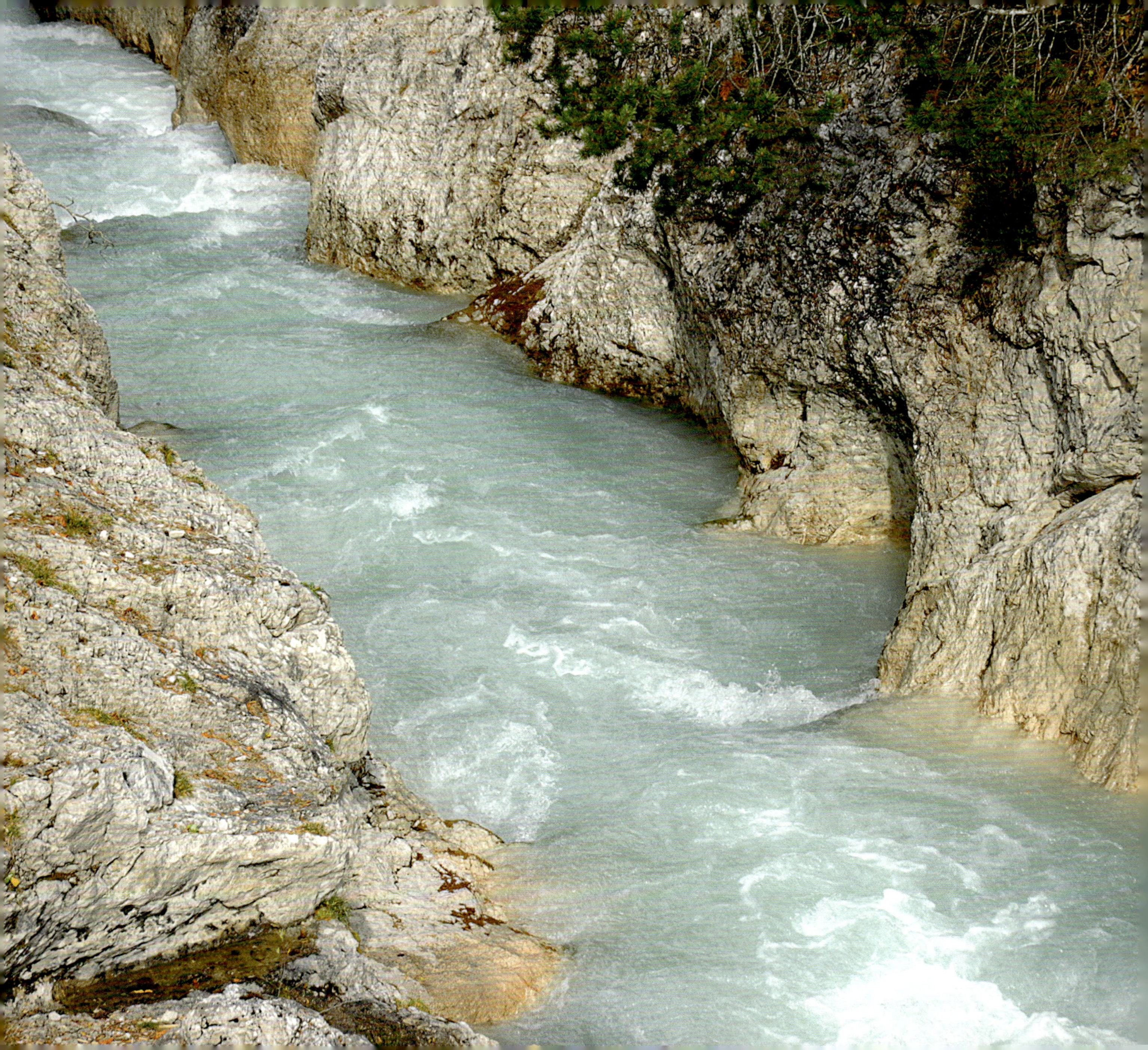

So wie ein Flusslauf sich in die Landschaft gräbt und sie dadurch verändert, so beeinflussen unsere Gedanken unsere Stimmung.

Üben Sie deshalb, wenigstens zwei positive Gedanken am Tag zu entwickeln, und schreiben Sie auch diese in Ihr Tagebuch. Dadurch verankert sich etwas Zuversicht in Ihrem Denken, und das hilft gegen den depressiven Grauschleier, der über der Seele liegt.

Ich werde positive Gedanken sammeln.

Es ist meist nicht leicht zu akzeptieren, dass man in einer schweren Depression die Pflichten in Familie und Beruf nicht so erfüllen kann, wie man es sich wünscht. Verschwenden Sie aber Ihre Energie nicht darauf, sich deshalb zu grämen, denn damit helfen Sie weder sich selbst noch Ihren Mitmenschen. Nutzen Sie vielmehr Ihre Kraft dafür, wieder gesund zu werden.

Ihre Mitmenschen können daran wachsen, dass sie jetzt Aufgaben übernehmen müssen, die vorher von Ihnen erledigt wurden.

Ich darf jetzt meine ganze Energie darauf verwenden, gesund zu werden. Meine Mitmenschen schaffen ihr Leben auch ohne mich.

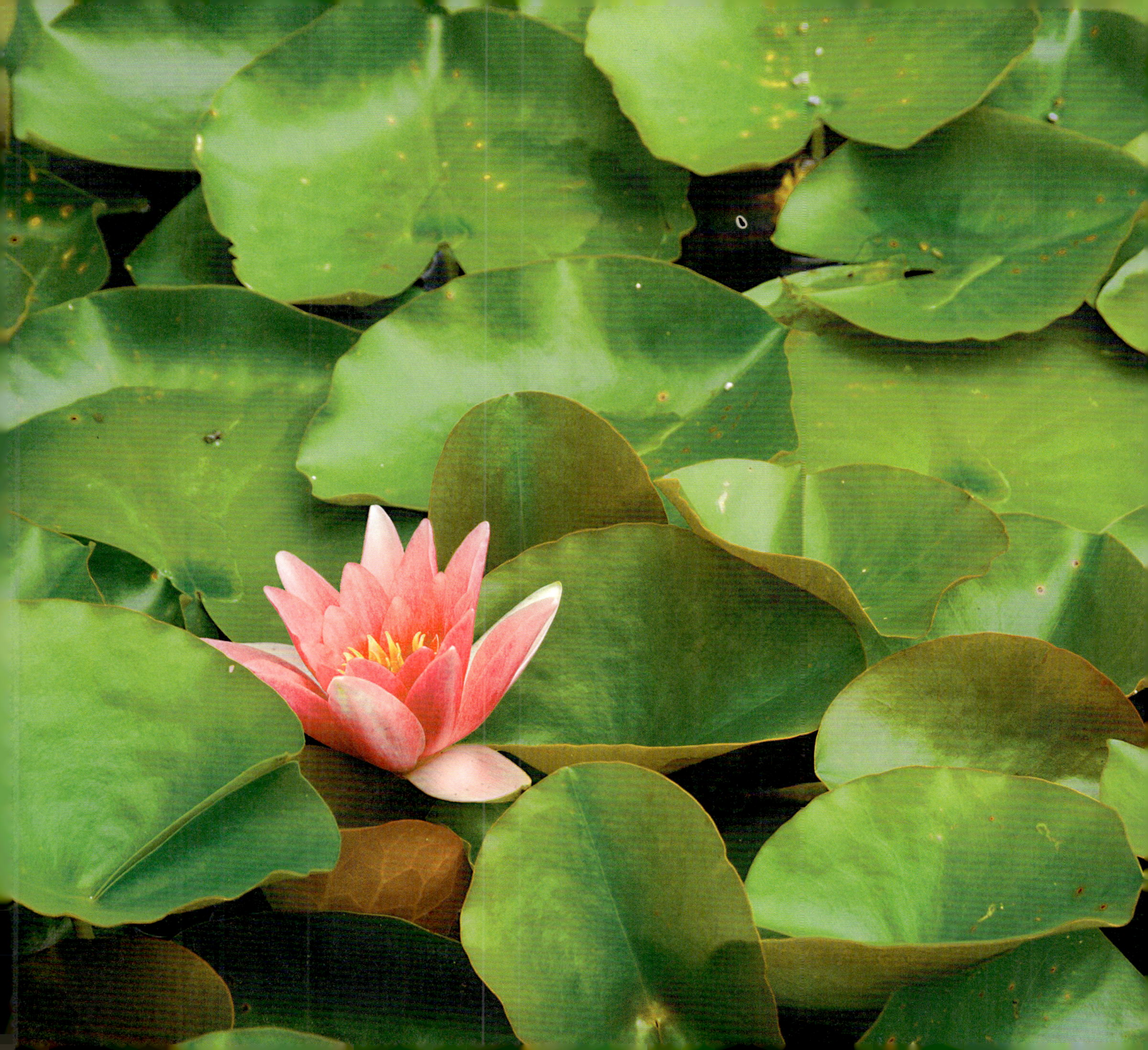

Antriebslosigkeit ist oft ein Kennzeichen von Depression. Alles scheint mühsam und anstrengend. Aber jedes Mal, wenn es Ihnen gelingt, etwas zu tun, geht es Ihnen besser, und Sie bekommen wieder mehr Zutrauen zu sich selbst. Nehmen Sie sich deshalb kleine Aktivitäten vor und machen Sie sich Mut, indem Sie sich sagen: »Ich werde es jetzt versuchen und mit der Tätigkeit anfangen und dann sehen, wie es mir dabei geht.« Und loben Sie sich für jeden kleinen Fortschritt, den Sie machen, denn er ist eine große Leistung.

Jede Aktivität bringt mich einen Schritt weiter weg von meiner Depression.

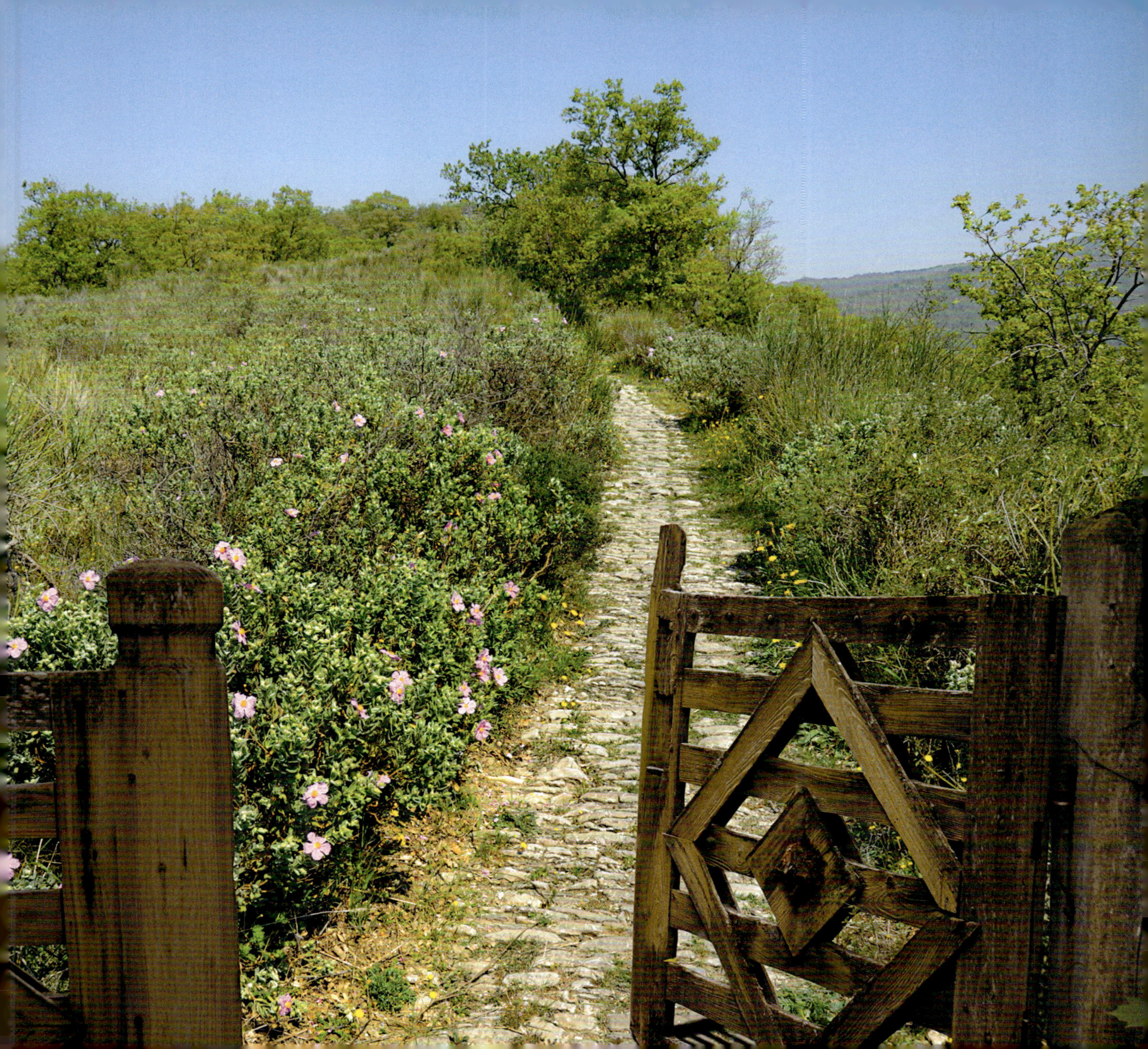

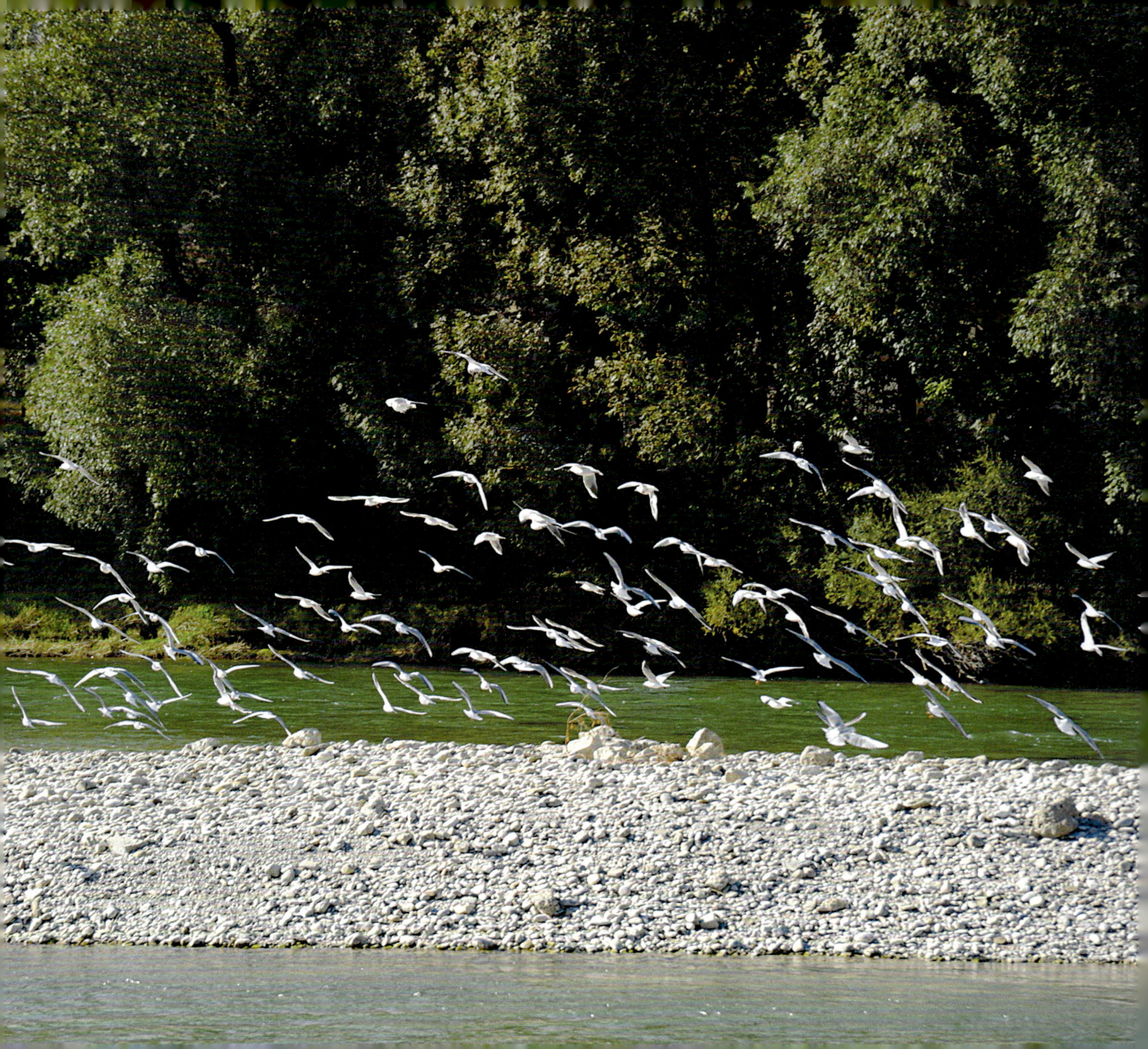

Weil Antrieb und Aktivität in der Depression reduziert sind, neigen depressive Menschen dazu, ihre Hobbys zu vernachlässigen. Das kann dazu führen, dass man keinen Sport mehr treibt und sich zu wenig bewegt. Viele Untersuchungen haben aber belegt, dass Sport und Bewegung an frischer Luft dazu beitragen, sich besser zu fühlen.

Jede Art von körperlicher Bewegung hilft, die Depression zu vertreiben. Das werden Sie merken, wenn Sie sich dazu aufraffen, auch wenn Sie eigentlich keine Lust haben.

Jeder Schritt, den ich tue, ist wertvoll.

Auch wenn bestimmte Gefühle und eine niedergedrückte Stimmung typisch für eine Depression sind, gibt es doch nicht »die« Depression. Jeder und jede Betroffene erlebt diese Krankheit anders. Deshalb ist hier Platz für Ihren ganz persönlichen Hoffnungssatz. Schreiben Sie auf diese Seite, was Ihnen Hoffnung gibt.

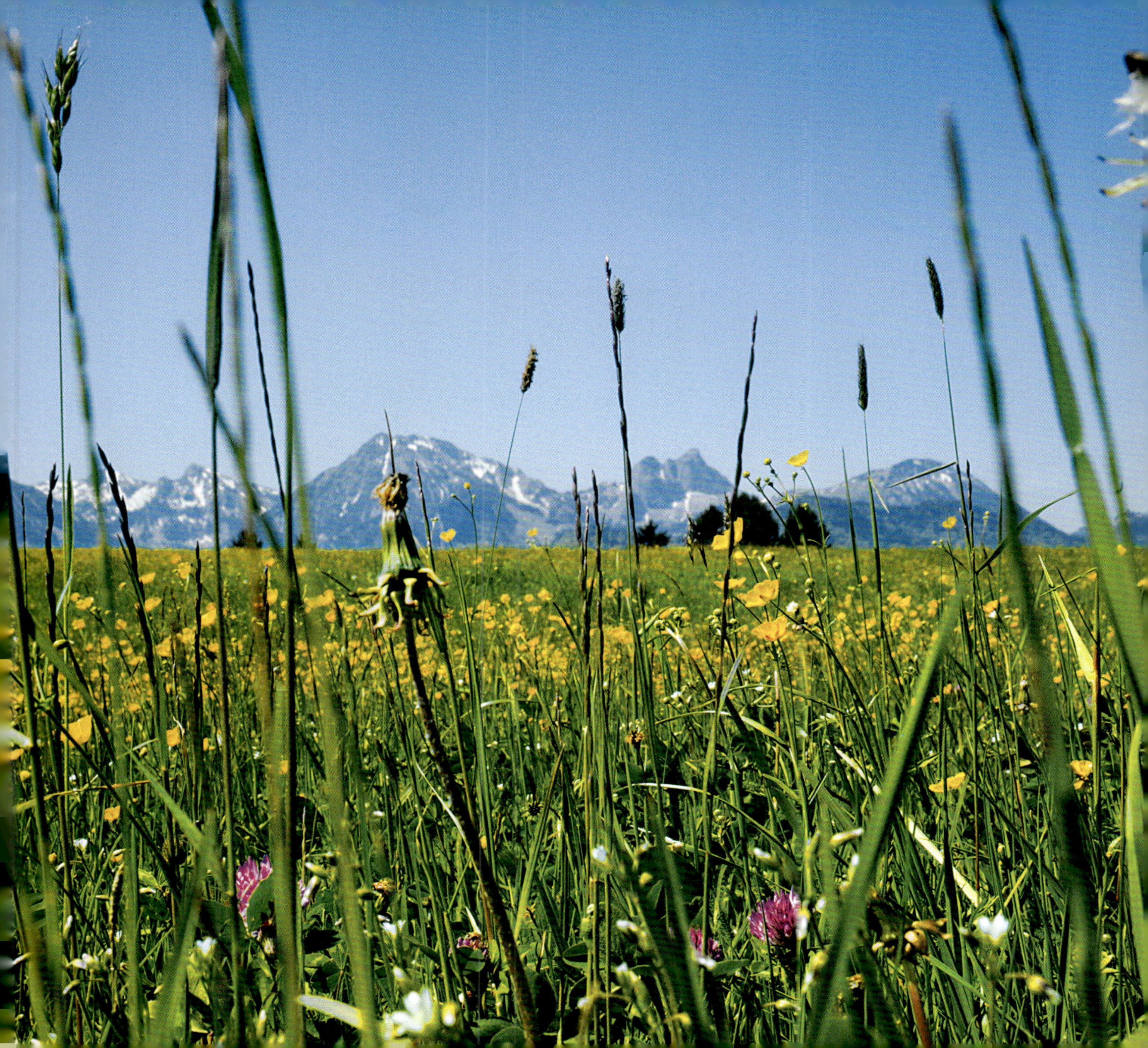

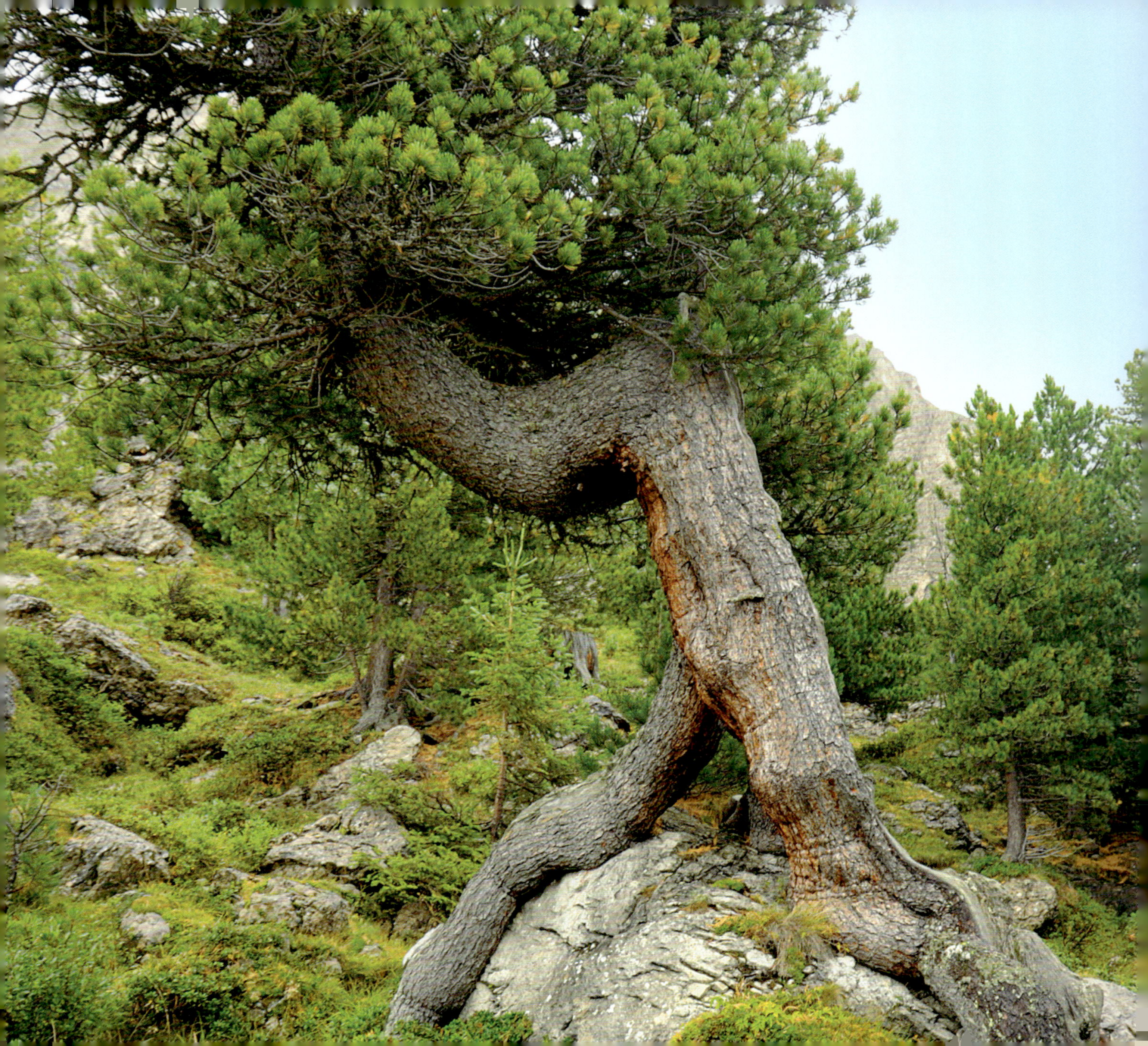

An Schwierigkeiten und auch durch Leid können wir wachsen, wenngleich es zunächst anstrengend für uns ist. Vielleicht tröstet Sie das im Moment nicht, denn jetzt wünschen Sie sich nichts sehnlicher, als dass Sie aus der Depression auftauchen und wieder »normal« werden. Vertrauen Sie darauf, dass sich dieser Wunsch erfüllt.

Wahrscheinlich wird es Ihnen sogar irgendwann so gehen wie mir, und Sie werden eines Tages sagen: »Die Depression war zwar schmerzhaft, aber sie hat mich gelehrt, besser zu leben.« Durch die Krankheit habe ich gelernt, meine Fähigkeiten realistischer einzuschätzen. Und nachdem ich die große Dunkelheit der Seele erfahren habe, kann ich heute das Positive in meinem Leben viel besser wahrnehmen und schätzen.

Später werde ich vielleicht über meine Krankheit sagen: Es war schwer, aber es war wertvoll.

Bücher und Adressen, die weiterhelfen

Bücher

Burns, David: Feeling Good. Depressionen überwinden, Selbstachtung gewinnen. Jungfermannsche Verlagsbuchhandlung: Paderborn

Daiker, Ilona: Buddhas 3 Fragen. Mit Achtsamkeit, Dankbarkeit und Großzügigkeit das Leben verwandeln (mit Tagebuch). Gräfe und Unzer Verlag: München

Epstein Rosen, Laura & Amador, Xavier F.: Wenn der Mensch, den du liebst, depressiv ist. Rowohlt: Reinbek

Görlitz, Gudrun: Selbsthilfe bei Depressionen. Klett-Cotta: Stuttgart

Grün, Anselm: Wege durch die Depression. Spirituelle Impulse. Hörbuch. Kreuz Verlag: Freiburg

Hautzinger, Martin: Ratgeber Depression. Informationen für Betroffene und Angehörige. Hogrefe Verlag: Göttingen

Hegerl, Ulrich & Niescken, Svenja: Depression bewältigen – die Lebensfreude wiederfinden. MVS Medizinverlag: Stuttgart

Johnstone, Ainsley & Johnstone, Matthew: Mit dem schwarzen Hund leben: Wie Angehörige und Freunde depressiven Menschen helfen können, ohne sich dabei selbst zu verlieren. Kunstmann Verlag: München

Kuiper, Piet C.: Seelenfinsternis. Die Depression eines Psychiaters. Fischer: Frankfurt

Lukas, Elisabeth: Wertfülle und Lebensfreude. Logotherapie bei Depression und Sinnlosigkeit. Profil: München

Mosch, Erdmute von: Mamas Monster. Was ist nur mit Mama los. Balance Buch und Medien: Bonn

Pohle, Rita: Lass los, was deine Seele belastet. Gräfe und Unzer Verlag: München

Reiners, Holger: Die gezähmte Depression. Kösel: München

Wehner-Zott, Sabine & Himmerich, Hubertus: Die Seele heilen. Ein Mutmachbuch für Depressive und ihre Angehörigen. Gräfe und Unzer Verlag: München

Adressen

Stiftung Deutsche Depressionshilfe
Semmelweisstraße 10,
04103 Leipzig
Tel: 0341/97-24493
Fax: 0341/97-24599
info@deutsche-depressionshilfe.de
www.deutsche-depressionshilfe.de
Bank für Sozialwirtschaft,
Kto: 3474200, BLZ 86020500

Deutsche DepressionsLiga
Postfach 1151
71405 Schwaikheim
www.depressionsliga.de

Familien-Selbsthilfe und Bundesverband der Angehörigen psychisch Kranker
Oppelner Straße 130
53119 Bonn
www.bapk.de

Irrsinnig-Menschlich e.V. Universitätsklinikum – Zentrum für psychische Gesundheit
Semmelweisstraße 10
04103 Leipzig
www.irrsinnig-menschlich.de

Netz und Boden – Initiative für Kinder psychisch kranker Eltern
c/o Katja Beeck
Akazienallee 3a
14050 Berlin
www.netz-und-boden.de

Stiftung Deutsche Depressionshilfe

Depression erforschen – Betroffenen helfen – Wissen weitergeben

Ziel der Stiftung Deutsche Depressionshilfe ist es, einen wesentlichen Beitrag zur besseren Versorgung depressiv erkrankter Menschen und zur Reduktion der Zahl der Suizide in Deutschland zu leisten. Forschungsförderung und Aufklärungsaktivitäten zum Thema Depression sollen dazu beitragen, Betroffenen zu einer optimalen Behandlung sowie mehr Akzeptanz in der Gesellschaft zu verhelfen. Darüber hinaus strebt die Deutsche Depressionshilfe nationale und internationale Partnerschaften an, die zur Erfüllung des Stiftungszieles beitragen. Schirmherr der Stiftung ist TV-Entertainer und Schauspieler Harald Schmidt.

Die Stiftung Deutsche Depressionshilfe versteht sich als Nachfolge des Forschungsverbundes Kompetenznetz Depression, Suizidalität. Unter dem Dach der Stiftung werden die Aktivitäten des bis zum Jahr 2009 vom Bundesministerium für Bildung und Forschung (BMBF) geförderten Kompetenznetzes Depression, Suizidalität und des Deutschen Bündnisses gegen Depression e.V. gebündelt und weiterentwickelt.

Die Stiftung Deutsche Depressionshilfe ist eine unabhängige gemeinnützige Stiftung bürgerlichen Rechts. Um eine notwendige Vielfalt an Aktivitäten zu gewährleisten und langfristig zu sichern, wird die Stiftung kontinuierlich Mittel zur Erhöhung des Stiftungskapitals akquirieren.

Auch Ihre Unterstützung ist herzlich willkommen – jede Spende hilft!

Kontakt: siehe vorhergehende Seite

STIFTUNG DEUTSCHE DEPRESSIONS HILFE

Literaturempfehlung:

Falls Sie noch mehr über die Krankheit Depression wissen wollen:

Dieser Ratgeber, den Dr. Sabine Wehner-Zott zusammen mit Prof. Dr. Hubertus Himmerich verfasst hat, will allen von einer Depression Betroffenen Mut machen. Denn eine Depression ist zwar eine dramatische Erfahrung im Leben eines Menschen, aber sie ist heute gut heilbar. Sabine Wehner-Zott schildert den Verlauf ihrer Depression von den ersten Anzeichen über die Akutphase in einer Klinik bis in die Zeit der Rückkehr in die Normalität. Prof. Dr. Himmerich ergänzt ihre Schilderungen durch neueste wissenschaftliche Erkenntnisse aus der Depressionsforschung. Ein Buch, das alle wichtigen Hintergrundinformationen zum Thema Depressionen liefert, das aber vor allem auch Betroffenen sowie deren Angehörigen Zuversicht vermittelt.

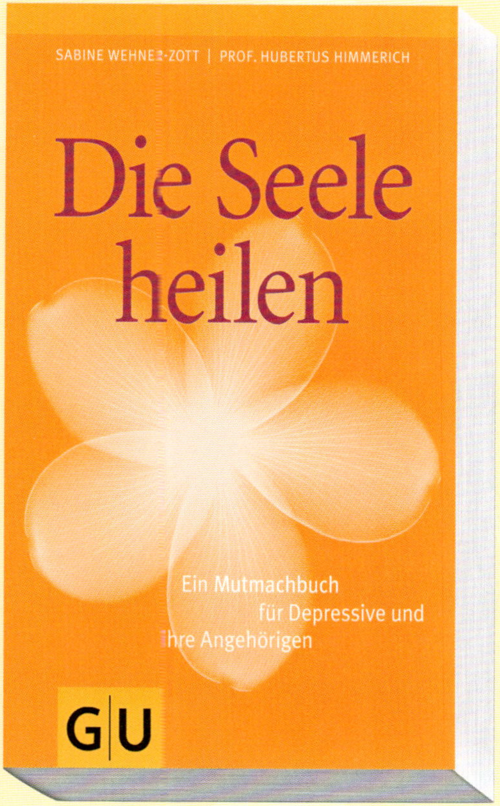

IMPRESSUM

Wichtiger Hinweis

Die Beiträge in diesem Buch sind sorgfältig recherchiert und entsprechen dem aktuellen Stand. Abweichungen, beispielsweise durch seit Drucklegung geänderte www-Adressen etc., sind nicht auszuschließen. Weder die Autorin noch der Verlag können für eventuelle Nachteile oder Schäden, die aus den im Buch gegebenen praktischen Hinweisen resultieren, eine Haftung übernehmen.

Projektleitung und Bildredaktion: Ilona Daiker

Lektorat: Ulrike Auras

Umschlag und Gestaltung: independent Medien-Design, Horst Moser, München

Herstellung: Petra Roth

Satz: griesbeckdesign, München

Bildnachweis:
Cover: Getty Images
Alle anderen Fotos: Franz Morin, Krailling b. München

Repro: medienprinzen GmbH, München

Druck: Firmengruppe APPL, aprinta druck, Wemding

Bindung: Firmengruppe APPL, m.appl GmbH, Wemding

ISBN 978-3-8338-2740-2

1. Auflage 2012

GRÄFE UND UNZER
Ein Unternehmen der GANSKE VERLAGSGRUPPE

www.facebook.com/gu.verlag

DAS ORIGINAL MIT GARANTIE GU

Unsere Garantie

Alle Informationen in diesem Ratgeber sind sorgfältig und gewissenhaft geprüft. Sollte dennoch einmal ein Fehler enthalten sein, schicken Sie uns das Buch mit dem entsprechenden Hinweis an unseren Leserservice zurück. Wir tauschen Ihnen den GU-Ratgeber gegen einen anderen zum gleichen oder ähnlichen Thema um.

Liebe Leserin und lieber Leser,

wir freuen uns, dass Sie sich für ein GU-Buch entschieden haben. Mit Ihrem Kauf setzen Sie auf die Qualität, Kompetenz und Aktualität unserer Ratgeber. Dafür sagen wir Danke! Wir wollen als führender Ratgeberverlag noch besser werden. Daher ist uns Ihre Meinung wichtig. Bitte senden Sie uns Ihre Anregungen, Ihre Kritik oder Ihr Lob zu unseren Büchern. Haben Sie Fragen oder benötigen Sie weiteren Rat zum Thema? Wir freuen uns auf Ihre Nachricht!

Wir sind für Sie da!
Montag–Donnerstag: 8.00–18.00 Uhr;
Freitag: 8.00–16.00 Uhr
Tel.: 0180-5 00 50 54*
Fax: 0180-5 01 20 54*
E-Mail: leserservice@graefe-und-unzer.de

*(0,14 €/Min. ausdem dt. Festnetz/ Mobilfunkpreise maximal 0,42 €/Min.)

P.S.: Wollen Sie noch mehr Aktuelles von GU wissen, dann abonnieren Sie doch unseren kostenlosen GU-Online-Newsletter und/oder unsere kosten losen Kundenmagazine.

GRÄFE UND UNZER VERLAG
Leserservice
Postfach 86 03 13
81630 München*